I0788843

DIETA SIRT

3 Libri in 1: Raggiungi e Mantieni il Tuo Peso Ideale con 280 Ricette in un Piano Alimentare Gourmet. La Guida Italiana Definitiva per Dimagrire Grazie al Gene Magro.

GIOVANNA SORRENTINO

Copyright © 2020 Giovanna Sorrentino

Tutti i diritti sono riservati. È vietata qualsiasi utilizzazione, totale o parziale, dei contenuti inseriti nel presente libro, ivi inclusa la memorizzazione, riproduzione, rielaborazione, diffusione o distribuzione dei contenuti stessi mediante qualunque piattaforma tecnologica, supporto o rete telematica, senza previa autorizzazione scritta dell'autore.

ISBN 979-8676943806

SOMMARIO

LIBRO1

DIETA SIRT

Tutto Quello Che Devi Sapere Per Attivare il tuo Gene Magro e Dimagrire Mantenendo i Risultati. Dai la Carica al tuo Metabolismo e Raggiungi i tuoi Obiettivi di Forma e Benessere.

GIOVANNA SORRENTINO

INTRODUZIONE

La Dieta Sirt è stata creata dai nutrizionisti delle celebrità Aidan Goggins e Glen Matten nel 2016. Studiata per includere una certa categoria di cibi che stimolano il cosiddetto "gene magro", la dieta propone di aiutare le persone a perdere rapidamente il peso in eccesso senza le conseguenze comuni in altri tipi di diete.

Alcune diete molto in voga richiedono di fare la fame, causando perdita di massa muscolare oltre che di grasso. Altre richiedono di abbandonare completamente i cibi preferiti, rendendosi così restrittive da essere difficili da mantenere per la maggior parte delle persone.

Al contrario, la Dieta Sirt pone l'accento su cibi ricchi di sirtuine che possono essere combinati tra di loro in pasti deliziosi e soddisfacenti, sia per la mente che per il corpo, rendendo la dieta in se stessa molto sostenibile ed efficace.

Con una ragionevole restrizione calorica per un breve periodo di tempo e l'incremento della quantità di cibi ricchi di sirtuine, il corpo si libererà del grasso in eccesso anche con esercizio a bassa intensità o addirittura senza alcun esercizio.

Matten e Goggins, nei test effettuati prima del rilascio della dieta, hanno verificato che la grande maggioranza delle persone ha perso una quantità di peso intorno ai 3,5Kg in media. Ma non si tratta solo di perdita di peso, la Dieta Sirt ha altrettanto dimostrato di migliorare la salute mentale ed il benessere generale

Ci sono quindi diverse ragioni davvero interessanti per iniziare la Dieta Sirt.

Se vuoi perdere peso, guadagnare muscolo ed essere più in salute, questo è un ottimo modo di farlo. Richiederà dedizione ed impegno ma puoi essere sicura che, impegnandoti costantemente in questo processo, anche tu potrai beneficiare dei lati positivi legati a questa alimentazione.

Puoi cominciare ad essere più in salute, dentro e fuori.

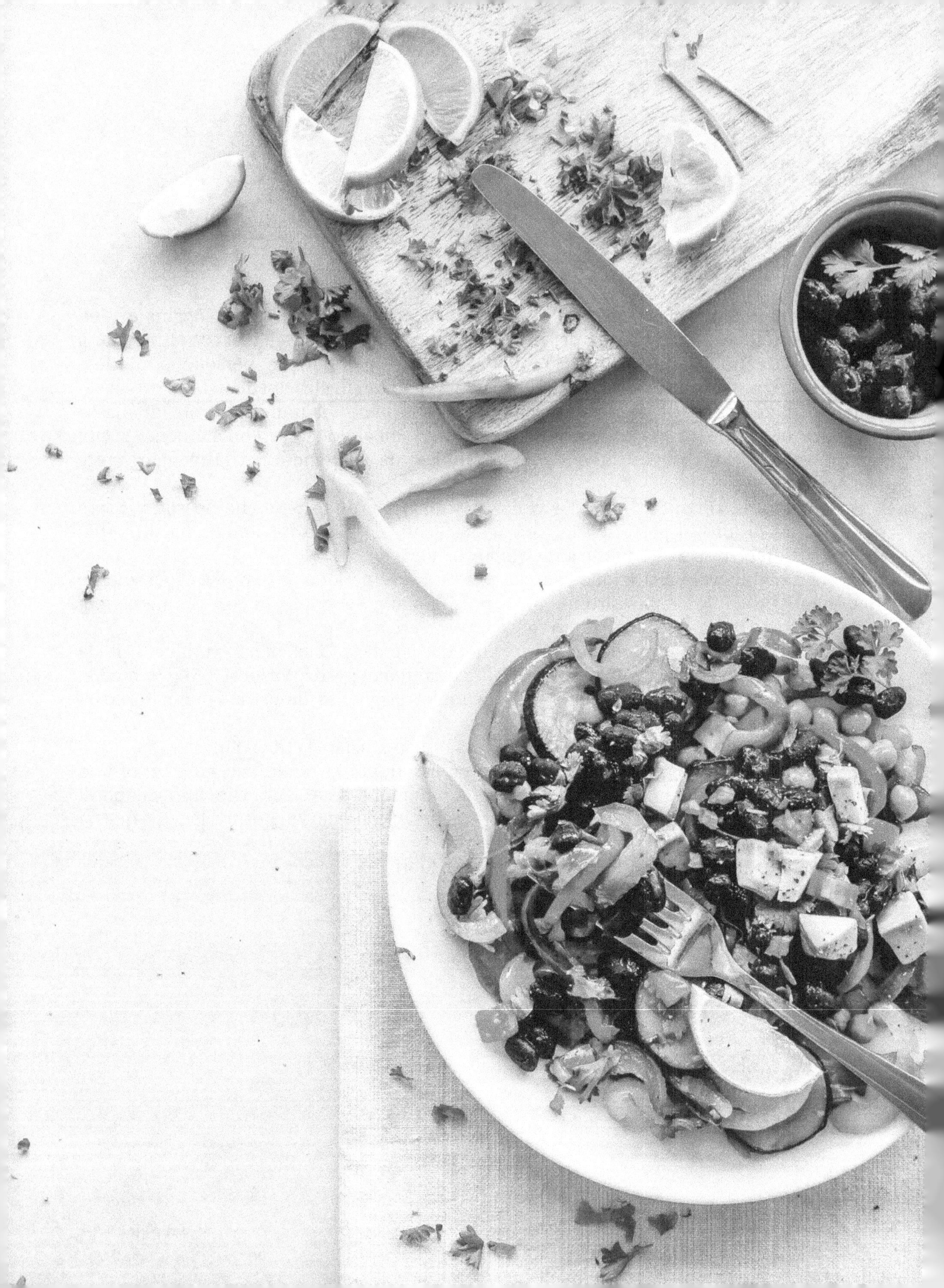

LA DIETA SIRT IN DETTAGLIO

La Dieta Sirt è molto famosa per i suoi benefici scientificamente provati e per la capacità di avviare splendide trasformazioni nella risposta metabolica del corpo. Migliaia di persone hanno già raggiunto il loro fisico ideale seguendo la Dieta Sirt. Questi risultati derivano grazie a un background scientifico molto strutturato e sempre in evoluzione.

Di seguito verranno spiegati dei concetti fondamentali che permetteranno di capire perché la Dieta Sirt sia così efficace, in modo tale da poter apprezzare in pieno il valore di quello che stai per fare per migliorare la tua salute ed il tuo benessere.

IL PROCESSO LIPOLITICO

Il beneficio più importante della Dieta Sirt è ovviamente l'incredibile impatto che essa ha sulla perdita di grasso.

Il grasso corporeo è composto da acidi grassi che si combinano all'interno degli adipociti. Gli adipociti sono quindi aggregazioni di acidi grassi che, diversamente dagli acidi grassi liberi, non sono presenti nel flusso ematico.

Si accumulano sotto la pelle, nei muscoli e sopra gli organi, aggregandosi per creare il tessuto adiposo.

Il tessuto adiposo è la forma di grasso più salutare da bruciare per produrre energia, tuttavia affinché questo processo avvenga, deve essere scomposto nuovamente prima in adipociti e poi in acidi grassi liberi in un ciclo chiamato lipolisi.

A differenza di quanto potrebbe sembrare, tale ciclo presenta delle complessità e bruciare chili di grasso in eccesso può non essere sempre semplice per chiunque.

Il passo più impegnativo da compiere in questo ciclo è proprio il primo: scomporre il tessuto adiposo in adipociti e ed è stato scoperto che può essere agevolato da composti chiamati polifenoli.

L'AZIONE DEI POLIFENOLI

I polifenoli sono composti chimici molto conosciuti che agiscono sul "gene magro" per attivare l'attività brucia grassi nel corpo umano. I cibi Sirt sono quelli che contengono una maggiore quantità di polifenoli, all'interno dei quali si trovano in quantità e assortimenti diversi.

I polifenoli sono precursori essenziali nel processo di lipolisi, durante il quale il tessuto adiposo viene scomposto in acidi grassi liberi che vengono spostati nel flusso ematico ed eliminati dal corpo grazie ad un enzima chiamato lipasi.

I cibi ricchi in polifenoli causano un incremento dell'enzima lipasi migliorando quindi la capacità del corpo di bruciare grasso.

E' interessante sapere che moti cibi Sirt sono in realtà cibi molto comuni inclusi nelle diete di tutto il mondo e che non sarà quindi complicato sfruttare la loro azione di potenziamento del processo lipolitico. Scopriremo di più nei prossimi capitoli.

IL CICLO DELL'ENERGIA

Il carburante principale del corpo è il glucosio, che è il nutriente più velocemente disponibile all'interno del corpo per la produzione di energia.

La fonte più importante di glucosio è costituita dai carboidrati, che vengono trasformati prima in glucosio e poi in energia attraverso una serie di reazioni chimiche chiamate glicolisi.

In questo ciclo, il glucosio è scomposto in pacchetti di energia chiamati ATP, generati dai centri di produzione di energia delle cellule, i mitocondri.

Questi pacchetti di energia sono utilizzati per sostenere il corpo nelle sue attività quotidiane. Le attività ad alta intensità come l'esercizio fisico richiedono una quantità di energia molto più significativa se paragonate ad attività di bassa intensità. Di conseguenza maggiore sarà l'intensità dell'attività, più grande sarà il numero di ATP necessari per sostenere tale attività.

Gli ATP sono anche utilizzati in risposta allo stress che si produce all'interno del corpo e sono cruciali per combattere le infezioni. Più alto sarà il livello di energia del corpo, migliore sarà la sua risposta immunitaria.

La Dieta Sirt è ricca in carboidrati a basso indice glicemico essenziali per soddisfare il bisogno essenziale di energia del corpo.

IL RUOLO VITALE DEI MITOCONDRI

Quando una persona intraprende una dieta, significa solitamente che il corpo deve gestire un deficit calorico più o meno spiccato.

Il deficit calorico è uno scenario considerato dal corpo come una sfida che richiede uno sforzo immediato da parte dei mitocondri, le centrali di energia delle cellule, per produrre ATP, i pacchetti di energia per fornire forza immediata al corpo.

L'energia piò essere prodotta sia dal glucosio che dal grasso corporeo immagazzinato. Quando la richiesta di energia è molto alta, il glucosio viene esaurito velocemente e il corpo inizia ad utilizzare il grasso come carburante.

La Dieta Sirt con il breve deficit calorico iniziale, aiuta a mobilizzare il grasso immagazzinato ed il suo utilizzo a scopi energetici, causando quindi perdita di peso.

LE SIRTUINE E LE LORO ATTIVITÀ SUI GENI

Per capire come la Dieta Sirt funziona e perché i cibi Sirt siano necessari, diamo ora uno sguardo al ruolo che essi giocano sul corpo umano.

Come già spiegato i cibi Sirt hanno ottenuto il loro nome dalle sirtuine, composti che includono in quantità diverse.

L'attività delle sirtuine è stata scoperta per la prima volta nel lievito, dove una mutazione ha causato una estensione nella vita del lievito stesso.

Le sirtuine hanno poi successivamente dimostrato di rallentare l'invecchiamento in topi di laboratorio, mosche della frutta e nematodi.

Quando poi gli studi sono passati agli esseri umani, è stato dimostrato che le sirtuine sono di tipo differente rispetto al mondo animale ma che essenzialmente funzionano nello stesso modo e per le stesse ragioni, rallentando il processo di invecchiamento.

E' dimostrato che le sirtuine giochino un ruolo importante nella regolazione di funzioni cellulari quali la proliferazione (riproduzione e crescita delle cellule) e l'apoptosi (morte delle cellule), promuovendo la sopravvivenza e la resistenza allo stress e migliorando la longevità.

E' stato inoltre dimostrato che sono in grado di bloccare la neuro degenerazione cerebrale, supportando la capacità del cervello di cambiare ed adattarsi a differenti condizioni (detta plasticità cerebrale).

Inoltre, aiutano a ridurre l'infiammazione cronica e lo stress ossidativo che si verifica quando all'interno del corpo circola una quantità troppo elevata di radicali liberi che danneggiano le cellule e che il corpo non riesce a contrastare.

L'etichetta delle sirtuine inizia con SIR, che significa "silence information regulator" ed infatti questa è esattamente la loro funzione, silenziare (o regolare) il funzionamento dei nostri geni.

La famiglia delle sirtuine è composta da sette membri: SIRT1, SIRT2, SIRT3, SIRT4, SIRT5, SIRT6, SIRT7. Ciascuno di essi è responsabile di azioni su differenti parti del corpo.

Le sirtuine possono lavorare sia stimolando o "accendendo" un certo tipo di gene, che riducendo o "spegnendo" altri tipi di gene. Questo significa che possono influenzare l'attività genetica affinché i geni aumentino o diminuiscano la propria attività rispetto a quanto sono programmati per fare.

Attraverso reazioni enzimatiche specifiche, ciascun tipo di sirtuina, influenza differenti aree della cellula responsabili di processi metabolici essenziali per la vita.

Per esempio, la SIRT6 stimola i geni che influenzano l'apparato muscolo scheletrico, il tessuto adiposo, il cervello ed il cuore; mentre SIRT3 stimola i reni, il fegato, il cervello ed il cuore.

Se leghiamo queste azioni insieme, è facile capire come le sirtuine effettivamente possono influenzare l'espressione dei geni e che, grazie all'elevato introito previsto dalla Dieta Sirt, una persona sia effettivamente in grado di agire su due processi particolarmente importanti quali l'invecchiamento e la gestione del peso.

Un altro aspetto da considerare è la capacità di potenziare gli effetti della restrizione calorica sul corpo, dove con questa definizione si intende semplicemente una minore assunzione di calorie attraverso l'alimentazione che, in associazione con l'esercizio fisico e la riduzione dello stress, porta normalmente a perdita di peso, migliorando l'aspettativa di vita.

La proteina SIRT3 influenza i tessuti metabolicamente attivi e la sua efficacia aumenta con la restrizione calorica e l'esercizio, confermando quindi il suo ruolo fondamentale nella gestione del peso, nel metabolismo e nell'invecchiamento.

Molto importante è, infine, il ruolo delle sirtuine nella regolazione dei telomeri e nel ridurre l'infiammazione generale. I telomeri sono sequenze di proteine alla fine dei cromosomi.

Quando le cellule si dividono, con l'avanzare dell'età ed a causa dell'influenza di stress esterni diventano più corti. Mantenere i telomeri più lunghi possibile è un elemento chiave per rallentare l'invecchiamento e SIRT6 aiuta proprio a riparare i danni al DNA, nonché a combattere l'infiammazione e lo stress ossidativo in sinergia con SIRT1.

La restrizione calorica, come già detto, può incrementare l'aspettativa di vita, ma è contemporaneamente un elemento di stress per il corpo. L'azione protettiva della proteina SIRT3 entra quindi in gioco per limitare i danni e gli effetti i danni dei radicali liberi, preservando al tempo stesso la lunghezza dei telomeri.

Ciò che abbiamo appena visto dimostra come pensieri molto frequenti quali: "sono così e non posso farci niente" oppure "tutta la mia famiglia è sovrappeso e quindi il mio destino è essere in sovrappeso" siano in realtà luoghi comuni senza alcuna evidenza.

Attraverso le nostre scelte in termini di alimentazione e stile di vita possiamo direttamente influenzare l'attività dei nostri geni.

Si tratta di un dettaglio davvero potenziante ed è un ulteriore motivo per cui dovresti essere molto contenta di intraprendere una dieta che abbia una così solida base scientifica.

I BENEFICI DELLA DIETA SIRT

E' provato che le sirtuine garantiscano una serie di benefici quali la soppressione dell'appetito, il potenziamento della memoria, un miglior controllo della glicemia, un rafforzamento dell'apparato muscolo scheletrico ed il contrasto dei danni causati dai radicali liberi che si accumulano nelle cellule e possono portare con il tempo a cancro ed altre malattie.

Secondo quanto affermato in una pubblicazione recente sulla nutrizione avanzata dal Professor Frank Hu, un'autorità nel campo della dieta e dell'epidemiologia presso l'università d Harvard, "Gli effetti positivi dell'incremento di cibi e bevande ricchi di sirtuine nell'alimentazione sul diminuire il rischio di malattie croniche sono un importante evidenza scientifica".

Perdere peso al giorno d'oggi non è sufficiente: la dieta ideale deve presentare una serie di benefici aggiuntivi in termini di salute, altrimenti non è particolarmente vantaggioso seguirla nel lungo periodo. E' importante avere una visione d'insieme e non focalizzarsi unicamente sulla perdita di chili in un breve lasso di tempo.

Le diete radicali presentano tipicamente una serie di effetti negativi, mentre un piano alimentare corretto che comprenda da una parte la perdita di peso e dall'altra garantisca una serie di benefici è sicuramente più lungimirante. Quindi perché non adottarlo come alimentazione permanente?

Minore è la quantità di cibi processati introdotti con l'alimentazione, migliori sono le possibilità di sperimentare i benefici derivanti dal piano alimentare per avere una salute di ferro.

Vediamo ora in dettaglio i principali benefici che la Dieta Sirt ti garantirà per la vita.

PERDITA DI PESO

Il beneficio più ovvio della Dieta Sirt è che sicuramente perderai peso. Sia che tu decida di fare esercizio fisico o meno, è un risultato che sicuramente otterrai seguendo il piano alla lettera.

Questa dieta infatti presenta una restrizione calorica sufficiente per chiunque ad avviare la perdita di peso. Le persone in media necessitano di circa 2000 calorie al giorno, la dieta te ne fornirà 1000 o 1500 a seconda della fase in cui ti troverai.

La perdita di peso è causata da un deficit calorico.

Quando applichi una restrizione delle calorie mantenendo alto il livello del tuo metabolismo il peso si ridurrà naturalmente. Di solito la perdita di peso comprende sia grasso che muscolo e perdendo muscolo il metabolismo rallenta.

Questo significa che, nel tempo, un piano alimentare standard non è più efficace come dovrebbe essere, costringendo ad un ulteriore taglio calorico per mantenere il deficit tra le calorie ingerite e quelle consumate.

La perdita di peso può rallentare o anche fermarsi, se il piano alimentare si basa unicamente sul taglio delle calorie e la perdita di muscolo lavorerà contro i tuoi obiettivi.

Al contrario, grazie al fatto che la massa muscolare è supportata dalle sirtuine, durante la Dieta Sirt non dovrai minimamente preoccuparti per questo problema: continuerai a perdere peso perché manterrai alto il livello del tuo metabolismo continuando a bruciare grasso.

Una delle caratteristiche principali osservate nei partecipanti ai test della Dieta Sirt è che hanno tutti perso mediamente peso mantenendo o addirittura costruendo nuova massa muscolare ed ottenendo un corpo più tonico.

E' la bellezza delle sirtuine: l'effetto brucia grassi viene attivato ma viene anche promossa la crescita del muscolo, il suo mantenimento e la sua riparazione.

APPETITO SOTTO CONTROLLO

Durante i primissimi giorni della Dieta Sirt l'appetito sarà abbastanza elevato mentre il corpo provvederà ad adattarsi alla nuova alimentazione, ma nel giro di pochi giorni verrà notevolmente ridotto grazie al fatto che l'alimentazione includerà una quantità di ingredienti particolarmente nutrienti e capaci di mantenerti sazia a lungo.

Esploreremo la lista completa degli ingredienti nelle prossime pagine, ma per fare qualche esempio: lenticchie e grano saraceno sono un cibo molto nutriente che è incluso di frequente in questa dieta. Aggiungere grassi buoni come ad esempio l'olio extra vergine d'oliva alla dieta contribuirà a farti sentire sazia sapendo che avrai assunto sufficiente energia per mantenere attivo il processo di dimagrimento.

Nel giro di qualche giorno ti renderai conto di essere in grado di sostenere positivamente il deficit calorico, senza particolare fame.

PRESERVARE MASSA MUSCOLARE ED OSSA

Recenti studi hanno dimostrato che le sirtuine possono incrementare la massa muscolare soprattutto in persone avanti con gli anni.

Uno studio effettuato su topi anziani ha mostrato che una dieta ricca di sirtuine aiuta lo sviluppo e la crescita di vasi sanguigni e muscoli, incrementando l'energia fino all'80%.

La Dieta Sirt è in grado di mantenere la massa muscolare e questo è ottimo non solo dal punto di vista della forma fisica ma anche dell'aspetto estetico.

Un'altra ragione per cui il mantenimento della massa muscolare è importante è il dispendio energetico a riposo.

I muscoli richiedono energia anche quando non vengono usati intensamente e le persone con una maggiore massa muscolare bruciano più calorie di quelle che ne hanno di meno, anche nel caso in cui entrambe siano sedentarie.

In pratica. avere una maggiore massa muscolare consente di mangiare più calorie senza prendere peso.

Le sirtuine inoltre aiutano a migliorare la salute generale del cuore proteggendo e rinforzando il muscolo cardiaco (presumibilmente in un modo simile a come l'apparato muscolo scheletrico è protetto dalla SIRT1) e le ossa, dal momento che aiutano a mantenere i preziosi osteoblasti, le cellule preposte alla produzione di nuovo tessuto osseo.

EFFETTI SUL TIPO DI GRASSO

Non solo il corpo ha più di un tipo di muscolo, ha anche più di un tipo di grasso: tessuto adiposo bianco e tessuto adiposo bruno.

Il tessuto adiposo bianco è il grasso che il corpo accumula per energia.

Quando con l'alimentazione si introduce un eccesso di calorie, tipicamente si trasforma in tessuto adiposo bianco. Il tessuto adiposo bruno contiene invece un alto quantitativo di mitocondri, la parte delle cellule responsabile di produrre energia, e ha infatti funzione termogenetica.

Le persone più in forma tipicamente hanno una maggiore quantità di grasso bruno rispetto a quelle sovrappeso.

Il tessuto adiposo bruno è localizzato nel collo e nella schiena mentre quello bianco è localizzato nelle aree associate all'obesità: pancia, gambe, busto, fianchi. Avendo un maggior livello di tessuto adiposo bruno, le persone più in forma hanno una maggiore capacità di bruciare calorie in eccesso.

Le sirtuine influenzano sia il livello di tessuto adiposo bianco che di tessuto adiposo bruno ed in particolare aiutano la conversione del bianco nel bruno, rendendo più facile bruciare calorie e perdere peso.

Questo nel tempo produrrà una sostanziale differenza nella composizione corporea, permettendo non solo di perdere peso ma di diventare magri ed in forma.

GLICEMIA SOTTO CONTROLLO

I cibi ricchi di sirtuine sono noti per inibire il rilascio dell'insulina migliorando la gestione della glicemia.

Incrementando l'introito di sirtuine, in pratica è possibile prevenire la variazione troppo rapida della glicemia, per esempio nel periodo tra un pasto e l'altro.

Questo è un ottimo punto da tenere a mente quando si segue la Dieta Sirt in quanto tipicamente la gestione della glicemia è uno dei problemi legati ad altre tipologie di diete.

Hai mai saltato un pasto sentendoti successivamente debole e senza forze? Questo è l'impatto di una glicemia troppo bassa.

Nella Dieta Sirt le sirtuine ti aiuteranno a regolarla in modo che tu possa sentirti sempre forte a sufficienza da andare avanti fino al raggiungimento del tuo obiettivo di peso.

MIGLIORE QUALITÀ DEL SONNO

Un buon sonno è essenziale e riduce la probabilità di molte malattie croniche. Mantiene il cervello ed il sistema digestivo in salute e rinforza il sistema immunitario. Le sirtuine aiutano a regolare il cosiddetto ritmo circadiano che è l'orologio naturale del corpo che influenza gli schemi del sonno.

Il riposo è importante per molti processi biologici vitali, inclusi quelli che aiutano a regolare la glicemia.

Se sei costantemente in uno stato di poca lucidità, questo può essere causato dal tuo ritmo circadiano fuori sincronia ed è un altro aspetto regolabile attraverso la Dieta Sirt.

La Dieta Sirt può infatti migliorare significativamente la qualità del sonno grazie all'introduzione di ingredienti come le noci e la camomilla che incrementano il relax e la capacità di addormentarsi più facilmente.

AUMENTO DELL'ENERGIA

Mangiare cibo in pasti frequenti aiuta ad incrementare il livello di vitalità garantendo al cervello una quantità di energia di pronto utilizzo per tutte le sue funzioni.

Come vedremo in seguito, la Dieta Sirt, prevede 5 pasti al giorno, succo, spuntino o pasto a seconda della fase che si sta seguendo.

Mangiare di frequente aiuta a controllare la glicemia e la fame durante tutto il giorno, sperimentando anche un effetto positivo sul livello di energia grazie all'effetto delle sirtuine.

I cibi Sirt che possono essere consumati con frequenza includono caffè, tè verde, cioccolato fondente e fragole.

Il consumo di cibo a basso indici glicemico può aiutare nella riduzione del livello di energia che avviene dopo l'assunzione di zuccheri semplici ed amidi in quantità elevate.

La Dieta Sirt promuove l'inclusione di cibi come vegetali, frutta secca e cereali integrali che hanno tutti un effetto di aumento nell'energia del corpo.

GENETICA A NOSTRO VANTAGGIO

La magrezza è un tratto genetico? E se si, come è possibile anche solo sperare di perdere peso?

Anche se molte persone sono fortunate ad avere il "gene magro" già attivo e possono mangiare tutto quello che vogliono senza preoccuparsi di prendere peso, anche tu puoi attivare il tuo "gene magro": l'ambiente in cui viviamo e le nostre abitudini sono in grado di influenzare la nostra capacità di bruciare grasso e la rigenerazione cellulare soprattutto nel momento in cui incrementiamo l'assunzione di sirtuine.

Ora vedremo in che termini la Dieta Sirt riesca a far lavorare la genetica a nostro vantaggio, per farlo partiremo dal descrivere gli effetti delle diete che prevedono il digiuno intermittente, per una ragione che sarà presto chiara

Le diete che prevedono digiuno diventate famose negli anni recenti offrono diverse varianti di digiuno intermittente, come ad esempio la dieta 5-2.

Nella dieta 5-2, si mangia normalmente per cinque giorni alla settimana e si digiuna per due. Dove per digiunare si intende l'applicazione di una restrizione calorica particolarmente importante.

E' provato che questo tipo di diete abbiano un effetto positivo sulla longevità, la gestione del peso e la salute in generale, perché attivano il "gene magro" che spegne il processo di accumulazione dei grassi ed induce il corpo ad entrare nello stato di sopravvivenza, che a sua volta causa l'utilizzo dei grassi come fonte energetica.

Il digiuno potenzia inoltre la capacità di riparazione del corpo a livello cellulare ed è per questo che è associato con una minore incidenza di malattie neuro-degenerative come l'Alzheimer.

Ma il problema delle diete che includono il digiuno è proprio il digiuno stesso. Digiunare è complicato sia dal punto di vista psicologico che da quello fisico, quando si è circondati da persone che hanno abitudini alimentari standard.

Inoltre pone l'attenzione sul modo personale di alimentarsi e dover dare spiegazioni a colleghi o alla famiglia sul perché non si seguano gli stessi schemi alimentari è di solito un ostacolo al proseguimento della dieta.

Inoltre il digiuno è associato con la perdita di massa muscolare e aumenta il rischio di malnutrizione, in quanto nei momenti di digiuno risulta difficile avere un corretto introito di nutrienti essenziali.

Questo rischio può essere in qualche modo allievato prendendo integratori, tuttavia il digiuno può alterare il loro livello di assorbimento, inoltre questo genere di integratori necessita di solito di una componente di grassi necessari per il suo assorbimento e che normalmente manca quando si segue un metodo di digiuno molto stringente.

Oltre a questo, digiunare non è indicato per un grande numero di persone.

Per esempio, i bambini non possono assolutamente digiunare rischiando conseguenze gravi sulla loro crescita, ed allo stesso modo gli anziani, persone con varie problematiche di salute e donne incinte sono soggetti troppo vulnerabili per poter sopportare i rischi del digiuno.

In ultimo, non va dimenticato l'aspetto psicologico legato al digiuno in quanto rende irritabili e affaticati. Il corpo richiede costantemente di essere nutrito dando il via ad una serie di processi fisici che influiscono sul tuo stato d'animo ed emozioni.

Grazie all'effetto delle sirtuine, la Dieta Sirt consente di beneficiare degli stessi effetti positivi del digiuno senza dover effettivamente digiunare.

Come abbiamo visto quindi, contrariamente a quanto si pensi, la genetica è parzialmente influenzabile a nostro vantaggio.

Certo, non sarà possibile cambiare il colore degli occhi o l'altezza, ma è sicuramente possibile attivare o disattivare certi geni grazie all'alimentazione, raggiungendo i tuoi obiettivi di peso e salute.

MINORE STRESS ED ANSIA

Stress e forti emozioni portano ad un grande consumo di energie nel corpo, mentre l'ansia è il risultato di sensazioni di tristezza, paura e malessere.

Entrambi possono essere ridotti usando strumenti diversi, dai più semplici come sfogarsi con persone fidate ai più professionali come affrontando sedute di psicoterapia.

Sicuramente una alimentazione regolare e a maggior ragione la Dieta Sirt con ingredienti quali noci, pesce grasso, cioccolato fondente, uova e semi di zucca, può aiutare a migliorare la situazione.

EFFETTO ANTI ETÀ

Come già detto in precedenza, la Dieta Sirt aiuta a sostenere la massa muscolare. Questo è un aspetto particolarmente importante soprattutto di fronte all'avanzare dell'età.

L'osteoporosi rende i muscoli deboli e più propensi alla rottura nella persone anziane. Una buona massa muscolare con il giusto tono e volume può aiutare a contrastare le fratture legare all'osteoporosi. Allo stesso tempo, la rimozione dei radicali liberi costruisce a rallentare il processo di invecchiamento.

L'effetto anti-età è correlato con l'autofagia, che è un processo di rinnovamento intracellulare. L'autofagia è correlata all'enzima AMPK, molto importante per l'omeostasi dell'energia cellulare.

L'AMPK aiuta infatti ad incrementare l'energia attivando l'ossidazione del glucosio o degli acidi grassi quando il livello intracellulare di energia è basso. Rappresenta quindi la risposta del corpo di fronte ad una elevata richiesta di energia, come ad esempio durante l'esercizio fisico intenso.

Le sirtuine, in particolare SIRT1, possono innescare l'enzima AMPK e possono quindi essere considerate uno degli attivatori dell'autofagia.

L'autofagia ringiovanisce la cellula dall'interno e questo processo avviene in tutte le cellule del corpo, dagli organi interni, alle ossa, alla pelle. Si può quindi dire che questo processo abbia un effetto estremamente positivo sulla salute e sull'aspettativa di vita.

Per fare un esempio, basti pensare alla cellula come ad una macchina, mentre l'autofagia è il meccanico capace di riparare o sostituire qualsiasi pezzo non funzionante.

Ovviamente la cellula avrà una aspettativa di vita più lunga e questo si ripercuoterà sull'aspettativa di vita dell'intero corpo.

Se da un lato non è possibile impedire l'invecchiamento, è anche vero che è possibile rallentarne significativamente l'avanzata e gli effetti grazie al potere delle sirtuine introdotte con la Dieta Sirt.

COMBATTERE I RADICALI LIBERI

Gli antiossidanti presenti nella maggior parte dei cibi Sirt contribuiscono alla difesa del corpo dagli effetti di alcune malattie croniche, problemi cardiaci e cancro.

Il corpo non è in grado di rimuovere completamente i radicali liberi a cui è esposto nel tempo, come ad esempio quelli derivanti dall'esposizione al sole, e radicali liberi e stress ossidativo sono stati collegati a problemi come la malattia di Parkinson, l'artrite e l'infarto.

I cibi Sirt con il loro effetto antiossidante forniscono al corpo una protezione costante, motivo per cui è importante mantenerli all'interno della propria alimentazione per la vita.

COMBATTERE LE MALATTIE CRONICHE

La medicina ha fatto grandi progressi negli ultimi anni ma questo purtroppo non significa che le persone siano necessariamente più in salute, anzi è quasi vero l'opposto.: circa il 70% delle morti dei nostri giorni sono causati da malattie croniche.

Questa situazione è piuttosto angosciante e la causa può essere ricondotta in parte al cibo che mangiamo. La medicina si evolve come giusto che sia, ma è anche vero che l'antidoto ad alcune malattie che colpiscono con grande frequenza è il cibo salutare.

Se il cibo processato può causare queste problematiche, quello salutare può risolverle. Le abitudini alimentari dei giorni nostri e lo stile di vita incoraggiano l'accumulo di grassi e tossine (il tessuto adiposo ingloba le tossine per proteggere il corpo) così come l'aumento della glicemia e della insulina.

Queste condizioni rappresentano l'inizio di malattie che vanno dal pre-diabete a malattie molto serie come il cancro.

L'antidoto a molte di queste problematiche di fatto è dentro di noi. Il corpo possiede geni attivabili dalle sirtuine e questa azione è fondamentale per altre attività che vanno ben oltre l'effetto di bruciare grasso per costruire un corpo più tonico e snello.

Diabete

In caso di diabete, le sirtuine fanno lavorare l'insulina in modo più efficace.

L'insulina è l'ormone principale nel controllo del livello degli zuccheri nel sangue. SIRT1 lavora perfettamente in sinergia con la metformina, una delle più importanti medicine contro il diabete che va a integrare l'insulina non sufficientemente prodotta da chi soffre di questa malattia.

Per questo motivo le case farmaceutiche aggiungono sirtuine ai trattamenti con la metformina, in quanto risulta essere necessaria nel tempo una riduzione della dose di metformina stessa per ottenere il medesimo risultato.

SIRT1 contrasta di fatto la caratteristica negativa del diabete accumulare l'eccesso di zuccheri in grasso, diminuendo di fatto l'insulino-resistenza e ostacolando l'aumento di peso.

Decadimento cognitivo ed Alzheimer

E' stato dimostrato che le sirtuine hanno una influenza sulle malattie neurodegenerative che causano decadimento cognitivo come la malattia di Alzheimer.

Le sirtuine aiutano infatti a gli stimoli celebrali, ad esempio l'appetito, migliorando la comunicazione dei segnali all'interno del cervello stesso e, di conseguenza, migliorando la funziona cognitiva e diminuendo il livello di infiammazione.

E' stato scoperto che pazienti con la malattia di Alzheimer hanno un livello di sirtuine sensibilmente più basso rispetto coetanei in salute, benché il meccanismo di azione tra le sirtuine e la malattia non sia stato ancora completamente spiegato.

Ciò che per ora è noto e che la Dieta Sirt previene l'accumulo delle proteine amiloide-b e tau, molecole responsabili della formazione di placche amiloidi nelle persone con Alzheimer (e tutte le altre malattie senili che causano decadimento cognitivo).

E' LA DIETA ADATTA A TE?

A questo punto ti starai chiedendo se la Dieta Sirt sia adatta a te. Innanzitutto se sei in dolce attesa o se stai allattando, è meglio posticipare; così come se stai già seguendo un particolare piano alimentare consigliato dal tuo medico sulle tue esigenze.

E' sempre meglio consultarsi con il proprio specialista di fiducia prima di apportare qualsiasi cambiamento.

In ogni caso, ricorda che anche se non ti è concesso seguire in maniera stringente questo piano alimentare, in particolare la settimana 1 con maggiore restrizione calorica, le ricette sono ottime da inserire in un piano personalizzato.

Inserire quotidianamente cibi ricchi di sirtuine è utile per la salute, a prescindere dal fatto che si stia seguendo il piano rigorosamente o meno.

Per qualsiasi altra condizione, è molto probabile che la Dieta Sirt sia perfetta per le tue esigenze. Di seguito alcuni esempi.

OBESITÀ

Le sirtuine aiutano a bruciare grasso velocemente ed è il particolare che rende questa dieta così efficace per una perdita di peso che vada realmente a intaccare i depositi adiposi. Per questo motivo la Dieta Sirt è un'ottima arma per coloro che soffrono di obesità. Adele con il suo cambiamento straordinario è un esempio di successo nel raggiungimento di un peso forma ideale grazie a questa dieta.

Se altri piani non hanno funzionato in precedenza ha sicuramente senso dare una chance alla Dieta Sirt con un piano ben strutturato come quello contenuto in questo libro.

STRESS

Un altro vantaggio delle sirtuine è la riduzione dello stress e di stati depressivi.

La ricerca della correlazione tra cibi Sirt e stress è ancora in corso ma ciò che è certo è che le sirtuine, con il loro effetto di riparazione a livello cellulare, sono in grado di influenzare positivamente anche l'attività cerebrale. Un'attività cerebrale efficiente porta a una conseguente riduzione dello stress.

INFIAMMAZIONE

L'aumento di peso è sempre connesso con un aumento del livello di infiammazione nel corpo coinvolgendolo interamente, organi inclusi. L'infiammazione è allo stesso tempo causa ed effetto di una serie innumerevole di problemi di salute.

Le sirtuine prevengono l'infiammazione sia a livello cellulare che di tessuti e organi.

INVECCHIAMENTO

L'invecchiamento, soprattutto per noi donne, è una vera minaccia. Le rughe che appaiono improvvisamente sulla pelle sono una bomba a orologeria che va a minare la nostra sicurezza.

Le sirtuine concorrono nel contrastare gli effetti dell'invecchiamento in quanto prolungano la vita del DNA e contribuiscono al processo di riparazione cellulare.

Sono anche responsabili dell'apoptosi, il processo di moltiplicazione cellulare. Per questo motivo la Dieta Sirt è particolarmente indicata nelle persone che vogliano contrastare con efficacia i segni del tempo dall'interno.

MANCANZA DI ESERCIZIO FISICO

Fare esercizio fisico è sicuramente un ottimo modo di agevolare la perdita di peso, tuttavia non tutti, per molte ragioni, hanno il tempo e le energie necessari per condurla in maniera continuativa.

La Dieta Sirt viene in aiuto di queste persone in particolare, garantendo un effetto di dimagrimento anche senza particolare moto.

METABOLISMO LENTO

Dal momento che le sirtuine sono responsabili di un migliore metabolismo cellulare, un basso livello di queste ultime può contrastare le normali attività intracellulari, rallentando il metabolismo.

Un metabolismo lento porta a minore forza fisica, obesità, sbilanciamento ormonale, bassa attività enzimatica e numerose altre problematiche.

La Dieta Sirt contribuisce a mantenere l'attività metabolica a livelli adeguati e di conseguenza a garantire buoni livelli di energia a corpo e mente.

DIETA SIRT ED ESERCIZIO FISICO

La Dieta Sirt diventerà il tuo nuovo stile di vita, per questo motivo è importantissimo parlare non solo di come organizzare la propria alimentazione ma anche di esercizio fisico, anch'esso una vera e propria medicina quando si parla di migliorare la propria salute.

E' ora dunque di rispondere al classico dubbio, ovvero "E' possibile allenarsi durante le varie fasi della dieta?"

La risposta, come è naturale che sia, è "dipende".

Durante i primi tre giorni della Fase 1 l'introito calorico è molto ridotto, quindi ridurre l'attività fisica sembra la soluzione migliore per gran parte delle persone per consentire al corpo di adattarsi ai cambiamenti.

Dopo i primi tre giorni, e a maggior ragione con la Fase 2, l'introito calorico rimane ancora moderatamente ristretto. Le persone già abituate da prima ad allenarsi possono ricominciare, le altre possono decidere se iniziare in maniera moderata o attendere la Fase 3.

Il consiglio è quello di iniziare gradualmente e di ascoltare il corpo. Se subentrano fatica e mancanza di energia ha senso prendere qualche giorno di pausa prima di ricominciare. La parte fondamentale sarà ovviamente l'alimentazione, i cui effetti verranno naturalmente incrementati se abbinati all'esercizio fisico.

Per qualsiasi esercizio si decida di optare, la cosa più importante rimane la sostenibilità protratta nel tempo. Fare troppo training, rubando tempo ad altre attività essenziali, porta solitamente a un'inversione di rotta dopo poco. Meglio esercitarsi meno e meglio, mantenendo questa buona abitudine negli anni a venire.

L'ESERCIZIO GIUSTO…

In un panorama che offre tantissime opzioni, scegliere l'esercizio che fa al caso nostro può non essere immediato. L'attività fisica giusta dovrebbe includere e consolidare tutti i movimenti necessari nella vita di tutti i giorni, consentendo di bruciare calorie potenziando la massa muscolare.

Per decidere cosa faccia al caso nostro basta sperimentare: corsa, camminata, nuoto, ballo, eccetera. Avere uno stile di vita attivo andrà subito a fare sinergia con la dieta, potenziandone l'effetto dimagrante.

SOSTIENE IL METABOLISMO

Come è stato detto tante volte, lo scopo principale della Dieta Sirt è avviare il processo di dimagrimento, permettendo al corpo di liberarsi dei chili in eccesso.

Essere inattivi può portare molto facilmente all'incremento di peso e al peggioramento della composizione corporea. Questo effetto è legato alla relazione tra dispendio energetico ed esercizio. Per semplificare, il corpo umano è in grado di spendere energia in tre modi: attraverso l'esercizio, durante la digestione del cibo ingerito e nel mantenimento delle funzioni vitali del corpo, quali la respirazione e il battito cardiaco.

Il movimento è in grado di mantenere elevato il livello del metabolismo che altrimenti verrebbe intaccato da un ridotto introito calorico come quello previsto nei primi giorni della dieta.

E' per questo motivo che, se da un lato può essere tollerabile rimandare l'esercizio fisico alla Fase 2, è anche vero che evitarlo del tutto e per la vita sarebbe un grave errore soprattutto per il mantenimento dei risultati e del benessere nel lungo temine.

MIGLIORA L'UMORE

L'esercizio migliora l'umore ed è utile in casi di depressione, stress o ansia. All'inizio della Dieta Sirt, il corpo subisce uno shock iniziale dovuto alla restrizione calorica.

L'esercizio moderato può essere utile anche nella gestione di questo tipo di stress andando ad agire sul cervello e modificandone la sensibilità a ormoni quali norepinefrina e serotonina, legati in maniera diretta con il livello di umore.

L'esercizio produce anche un altro ormone, le endorfine, che sono collegate con il senso di felicità e possono aiutare in maniera concreta chi soffre di ansia e depressione.

L'esercizio anche moderato consente quindi un maggiore controllo sul proprio stato mentale, gestendolo nella maniera più appropriata fin dall'inizio della dieta.

RIDUCE IL RISCHIO DI MALATTIE CRONICHE

Una mancanza totale di attività fisica può portare a malattie croniche, mentre un esercizio regolare migliora la sensibilità all'insulina, la composizione corporea e l'efficienza dell'apparato cardiovascolare. Altri vantaggi sono una migliore gestione della pressione del sangue e una riduzione nel tempo della massa grassa superflua, in particolare quella accumulata nella regione addominale che tanto incide su una serie di scompensi e patologie.

Evitare malattie croniche particolarmente fastidiose quali ad esempio il diabete è possibile grazie all'esercizio fisico. Di fatto muoversi aiuta a migliorare la propria condizione di vita sia nell'immediato che sul lungo periodo.

MIGLIORA MUSCOLI E OSSA

L'esercizio è un vero e proprio toccasana per la salute di muscoli e apparato scheletrico che grazie ad esso rimangono in condizioni di efficienza.

Particolari tipologie di esercizio poi, come ad esempio il sollevamento pesi può contribuire, se svolto in maniera appropriata e in sinergia con la dieta, portare a un aumento della massa magra.

Questo effetto è legato al fatto che l'esercizio rilascia e potenzia ormoni che permettono al muscolo di assorbire aminoacidi che aiutano nel mantenimento del volume esistente oltre che allo sviluppo di nuove fibre.

Tipicamente con l'avanzare dell'età, le persone perdono massa muscolare, diventando maggiormente a rischio di problematiche e incidenti.

L'esercizio fisico regolare permette di mantenere livelli adeguati di massa muscolare, riducendo il rischio di problemi sul lungo periodo.

L'esercizio contribuisce inoltre a una migliore densità ossea, fondamentale per la prevenzione di patologie quali l'osteoporosi.

MIGLIORA LA SALUTE DELLA PELLE

La salute della pelle può essere messa a dura prova dal livello di stress ossidativo. Quest'ultimo aumenta quando le difese del corpo non sono in grado di riparare i danni provocati a livello cellulare dai radicali liberi, portando a un peggioramento generale della condizione nonché al deterioramento della salute della pelle.

Se da un lato un'attività fisica esagerata conduce a un maggiore stress ossidativo, è anche vero che un esercizio moderato e mirato può influenzare positivamente la funzionalità antiossidante del corpo e migliorare la circolazione sanguigna. Tutto ciò risulta in una migliore ossigenazione dei tessuti e un conseguente rallentamento dell'invecchiamento.

MIGLIORA LA MEMORIA E LA FUNZIONALITÀ CEREBRALE

E' provato da numerosi studi che la funzionalità cerebrale è sostenuta da un esercizio fisico regolare, che interviene anche nella protezione della memoria, migliorando la circolazione sanguigna in tutti i compartimenti incluso il cervello.

L'esercizio regolare abbinato alla dieta è importante anche per la riduzione dell'infiammazione che può portare a un cambiamento nella struttura del cervello stesso, così come del suo funzionamento.

MIGLIORA LA QUALITÀ DEL SONNO

L'esercizio regolare abbinato a una alimentazione corretta aiuta il rilassamento e il buon sonno grazie al rilascio dello stress e all'aumento della temperatura corporea, legati direttamente alla qualità del sonno.

Per quanto riguarda la tipologia di esercizio, quello aerobico combinato con esercizi di resistenza è stato dichiarato il più efficace anche in caso di disturbi del sonno, che vengono mitigati o nei migliori casi annullati.

L'APPROCCIO MENTALE

Tutte le diete funzionano ma non tutti coloro che si accingono a seguirne una sono destinati a ottenere il risultato sperato. Questo concetto è applicabile a tutti i campi della vita.

Molte persone si laureano con voti altissimi ma solo una frazione di esse raggiunge il lavoro dei sogni. Molti giocano bene a basket, pochissimi raggiungono il campionato più importante del mondo, l'NBA.

Perché alcuni hanno successo ed altri falliscono? Cos'hanno in più i primi rispetto ai secondi? E ritornando all'ambito della dieta, perché perdere peso è difficile?

La risposta è racchiusa nell'approccio mentale – o mindset– che le persone di successo adottano in ogni campo della vita.

Con "approccio mentale" si intende quella serie di condizionamenti e credenze che la mente ha fatto proprie nel corso della vita e che caratterizza il modo di agire e reagire in determinate situazioni. In un certo senso, è possibile definire il mindset come il nostro comportamento abituale di fronte alle varie situazioni che ci si presentano.

Per esempio, una persona convinta di non saper parlare in pubblico tenderà probabilmente a evitare le occasioni in cui sarà necessario mostrare le proprie capacità di fronte agli altri. Questo genera uno stato di insicurezza che può affondare le proprie radici nella mente impedendo di fare molte esperienze positive per la paura di fallire.

Questa è esattamente una delle ragioni per cui è essenziale conoscersi nel profondo. Conoscere i propri limiti, le paure, le difficoltà ed essere capaci di riconoscerli è il primo fondamentale passo per superarli. Anche se si tratta per la maggior parte di limiti che sono presenti solo nella mente, le nostre paure possono seriamente farci credere che esistano ostacoli che non possono essere superati. Ma come è possibile modificare il nostro approccio mentale?

E' possibile cambiando il nostro comportamento davanti alle difficoltà. Inizialmente facendolo in modo conscio fino a che la nostra mente lo accetta come nuova modalità di procedere. Questo passo può non essere semplice né immediato, inoltre potrebbe richiedere aggiustamenti nel tempo. Il mindset non è un punto di arrivo ma un processo in continua evoluzione del nostro modo di approcciare le problematiche della vita.

MINDSET DI SUCCESSO NELL'AMBITO DELLA DIETA

Ora che è stato spiegato cosa sia l'approccio mentale e come esso influenzi il nostro modo di pensare, è finalmente possibile spiegare come utilizzarlo correttamente per avere successo nella dieta.

Cominciamo con il dire che dal punto di vista psicologico il cibo rappresenta un piacere, ovvero una necessità fondamentale per l'uomo.

Ora, se il cibo è legato al piacere e il piacere è un'emozione fondamentale (insieme a paura, rabbia e dolore), com'è possibile che il corpo accetti una privazione di cibo? La risposta è ovvia: il corpo si ribella, non può accettarla.

Quello che infatti succede tipicamente nelle diete è: vengono iniziate, portate avanti per qualche giorno e poi abbandonate. Quando va bene, quando va male la persona esplode in un binge incontrollato che la vede ingurgitare di tutto riprendendo i chili faticosamente persi.

Per farla breve, più la privazione è netta, più il desiderio è alto e con esso il rischio di uscire dai binari.

LA SOLUZIONE

La soluzione è cambiare il nostro approccio ed evitare di far diventare la dieta troppo restrittiva e spiacevole. Al contrario, impegnarsi per rendere la dieta più piacevole possibile – e la Dieta Sirt con il suo lunghissimo elenco di cibi consentiti ci aiuta – sicuramente rende il nostro percorso di perdita di peso meno difficile perché non ci priva completamente delle cose che amiamo.

Ma c'è di più, per esempio è importante parlare di quanto sia fondamentale l'impatto visivo.

E' più gradevole pranzare su un tavolo apparecchiato con un servizio di ceramica, piuttosto che con piatto di plastica. Mangiare fuori nella bella stagione, magari con una bella vista o un angolo di verde è sicuramente rilassante e piacevole. Meglio farlo ascoltando della buona musica, anziché con la televisione in sottofondo o, ancora peggio, lavorando davanti al computer. L'ambiente è fondamentale per farci apprezzare il cibo rendendoci più consapevoli di cosa e come mangiamo.

UN ALTRO SUGGERIMENTO

Le prime tre settimane di dieta sono quelle che richiedono qualche sacrificio in più, benché anche in quei giorni siano incluse ricette nutrienti e sfiziose. Terminato questo periodo considerate però che una vita sana si può mantenere senza privarci continuamente di tutto ciò che ci piace. Durante il mese saranno cambiate diverse abitudini e non sarà difficile mantenere uno stile di vita che permetta di godere dei frutti del nostro sforzo. Sarà sufficiente cedere qui e là a qualche piccola tentazione per allontanare per sempre il senso di privazione che conduce a risultati disastrosi.

Un cioccolatino, un piatto di pasta, un pranzo della Domenica... Senza esagerare, ma per ricordare alla nostra mente che nessun cibo è realmente proibito. Questa sarà la vera arma segreta per il mantenimento dei risultati per la vita.

LA SCIENZA A SUPPORTO DELLA DIETA SIRT

L a Dieta Sirt si basa su un basi scientifiche molto solide e la sua validità è provata da una serie di studi a tutto campo. Di seguito alcune informazioni sulle ricerche principali effettuate.

STUDI SCIENTIFICI SUL "GENE MAGRO"

Uno studio condotto dal prof. Farooqi e dal suo team volto ad esaminare la vera ragione per cui alcune persone riescano a rimanere in forma ed altre no, diventando obese, ha dato risultati molto interessanti.

Lo studio ha coinvolto 14.000 persone, delle quali 1.622 uomini e donne nella soglia della magrezza, 1.985 persone obese e più di 10.000 persone di peso normale, e delle quali ha esaminato il DNA. Ma perché farlo?

Il nostro DNA è composto da proteine responsabili della moltitudine di funzioni del corpo. Qualsiasi sua variazione può alterare l'effetto tali funzioni. Se una proteina è coinvolta nel metabolismo, la mutazione si ripercuoterà nel modo in cui il corpo digerisce i cibi e come gestisce i nutrienti.

Andando ancora più in profondità, il team di ricerca, è stato in grado di identificare come alcune variazioni genetiche hanno la capacità di elevare il rischio di obesità nelle persone e sono stati anche in grado di scoprire perché allo stesso modo altre persone riescono a rimanere magre (Riveros-McKay et al. 2019).

L'impatto di queste varianti genetiche è stato organizzato in una scala di rischio.

Le persone magre hanno un livello di rischio genetico significativamente basso, dimostrando quindi che le persone magre sono tali perché la loro genetica lavora contro l'obesità ed il sovrappeso. Questo tuttavia non è l'unico dettaglio in quanto si è scoperto che in realtà l'impatto genetico ha solo un 10% del peso totale, mentre il 90% dipende da fattori ambientali e dalle abitudini personali.

Il modo in cui dormiamo, mangiamo, ci muoviamo, sono tutti fattori su cui possiamo avere il controllo ed è particolarmente utile man mano che si va avanti con l'età, in quanto la regola del 90-10 rende comunque possibile contrastare la perdita di peso che è un fattore piuttosto tipico man mano che l'età avanza.

GENI ASSOCIATI CON L'AUMENTO DI PESO

Ci sono alcuni geni che sono associati con l'aumento di peso e sono ritenuti responsabili del modo in cui le persone diventano obese non necessariamente legati alla loro alimentazione. Alcuni di questi geni sono indicati in seguito.

Gene FTO

Questo gene è tra quelli che maggiormente influenzano il tuo indice di massa corporea, il rischio di diabete ed obesità. Esiste una variante di questo gene che rende impossibile il controllo dell'ormone della sazietà, la leptina, facendo aumentare la fame e la necessità di mangiare senza controllo.

Il gene FTO è una sorta di sensore del grasso e le persone con questa variante del gene tendono a mangiare eccessivamente soprattutto cibi ricchi di grassi, in particolare durante l'infanzia. Le persone che ereditano questa versione del gene da entrambi i genitori, tipicamente, pesano di più e sono maggiormente a rischio di diventare obese, mentre persone con la variante normale del gene hanno un rischio minore di obesità.

Il gene FTO può essere influenzato con esercizio fisico adeguato, un sonno regolare di almeno 7 ore per notte, il consumo di carboidrati a basso indice glicemico e l'incremento dell'introito di fibre. Con un'alimentazione adeguata ed un buon stile di vita il rischio di obesità può essere drasticamente ridotto.

Recettore melanocortina 4

Le persone con questa variante del gene sono più propense a mangiare di continuo anche se non hanno fame.

Se anche tu sperimenti una continua necessità di mangiare in particolare tra un pasto e l'altro, è necessario che tu spenda del tempo nella rieducazione alimentare e cercando di mangiare dei pasti adeguati senza lasciar trascorrere troppo tempo tra uno e l'altro.

Recettore adrenergico beta-2

Questa variante del gene può impedire al corpo di utilizzare il grasso come energia, rallentando il metabolismo e attivando il meccanismo di immagazzinamento dei grassi proveniente dall'alimentazione. Questo gene può aumentare il tuo rischio di obesità tre volte più degli altri ed incrementare anche il rischio di diabete.

L'unico modo per limitarne i danni è l'esercizio. Accettare che la perdita di peso sarà probabilmente più difficoltosa ma ciò nonostante possibile.

Essere disciplinati nell'alimentazione ed andare avanti in un processo che non potrà per forza di cose essere troppo veloce ma che ciò nonostante può portare al risultato desiderato.

REGOLAZIONE DELLA PERDITA DI PESO

La sirtuina SIRT1 è stata dimostrata utile nell'avviare la perdita di peso.

L'ipotalamo è il centro di controllo del peso e del livello di energia del corpo, modula infatti la quantità di energia da acquisire attraverso il cibo e l'utilizzo di questa energia attraverso stimoli neurali in tutto il corpo.

L'ormone leptina è uno dei fattori che segnala l'accumulo di un livello sufficiente di energia nel corpo e quando il suo livello nel sangue è sufficiente, l'appetito si spegne e viene stimolato il processo per l'utilizzo dell'energia accumulata.

Una presenza troppo elevata e continua di leptina nel sangue, tipica degli obesi, può causare leptino-resistenza che a sua volta può influenzare l'ipotalamo nella gestione dello stimolo della fame.

Una gestione dello stimolo della fame ridotta od inesistente, come ovvio, porta ad un aumento di peso.

La SIRT1 migliora la sensibilità alla leptina ed alla insulina diminuendo i livelli di diverse molecole che impediscono la corretta trasmissione dei segnali ipotalamici.

SIRTUINE ED ATTIVITÀ METABOLICA

SIRT1, così come le altre sirtuine della stessa famiglia, sono associate con il metabolismo intracellulare e sono importanti per il riconoscimento del livello energetico del corpo e la protezione contro lo stress metabolico.

Le sirtuine sono localizzate in punti diversi della cellula, ad esempio SIRT1, SIRT6 e SIRT7 si trovano all'interno nel nucleo della cellula, SIRT2 nel citosol, mentre SIRT3, SIRT4 e SIRT5 sono localizzati nei mitocondri dove regolano l'attività enzimatica metabolica e moderano lo stress ossidativo.

REGOLAZIONE DEL FEGATO

Il fegato regola l'omeostasi del glucosio nel corpo. Durante il digiuno o la restrizione calorica il livello di glucosio scende, causando un immediato avvio dell'attività epatica di gluconeogenesi, utile per mantenere il livello di glucosio stabile.

Inoltre, nel momento in cui tali scorte di glicogeno vengono esaurite, viene avviata l'ossidazione degli acidi grassi nel processo di lipolisi. Affinché il passaggio da glucosio a ossidazione degli acidi grassi avvenga, è necessario l'intervento della SIRT1 che viene fornita adeguatamente con la Dieta Sirt.

CONCLUSIONE

Grazie per essere attivata fino alla fine! Come hai imparato nel libro, la chiave per il successo è garantire al tuo corpo equilibrio con una alimentazione sostenibile che fornisca tutti i nutrienti necessari per migliorare la tua salute.

Ora non si tratta di altro che di continuare ad usare a tuo favore i migliori cibi che la natura ha da offrire, cucinando pasti piacevoli per l'occhio e per il palato che includano la più alta quantità di sirtuine possibile e una piccola parte di cibi preferiti anche se esclusi dalla lista di quelli salutari.

Continua a seguire le semplici regole contenute in questo libro per mantenere i tuoi risultati e vivere una vita felice ed in salute!

LIBRO2

DIETA SIRT

Piano Alimentare Strutturato di un Mese con Tante Ricette Sfiziose
Per Dimagrire Grazie alla Dieta del Gene Magro.
Libro Italiano.

GIOVANNA SORRENTINO

INTRODUZIONE

Sei pronta a perdere peso ma non sai bene come fare. Cerchi di documentarti online per farti un'idea e trovi: la dieta mediterranea, la chetogenica, la paleo dieta, quella del gruppo sanguigno... Innumerevoli possibilità, ognuna delle quali promette di aiutarti a perdere peso velocemente.

Quale scegliere? E' difficile!

Magari hai già provato la chetogenica e hai sofferto la mancanza di frutta e carboidrati, o la paleo, ma dopo qualche tempo ti sei resa conto che proprio non faceva per te. Una cosa è certa: il fatto che tu abbia provato una o più diete in passato e non abbia ottenuto i risultati sperati non significa che tu non possa farlo in futuro.

Ognuno di noi può perdere il peso in eccesso in modo definitivo, si tratta solo di imparare il modo corretto per farlo e di acquisire abitudini che permettano di mantenere il risultato nel tempo, sentendoci finalmente bene con noi stesse.

La Dieta Sirt nasce nel Regno Unito ad opera dei nutrizionisti delle star Aidan Goggins e Glen Matten, con l'intento di includere nell'alimentazione una serie di cibi che permettano di perdere rapidamente peso senza le conseguenze classiche di altri tipi di diete. Alcune, infatti, richiedono di fare la fame, causando perdita di massa muscolare oltre che di grasso. Altre impongono di rinunciare completamente ai cibi che ci piacciono di più, rendendole così restrittive da risultare difficili da seguire per la maggioranza delle persone.

Al contrario, la Dieta Sirt pone l'attenzione sull'inclusione di cibi ricchi di sirtuine nell'alimentazione quotidiana, cibi facilmente reperibili o normalmente presenti nelle nostre cucine, da combinare in ricette deliziose e sazianti.

Che ne diresti di un bel pollo al curry o di un saporito salmone alla curcuma? Sono piatti che appagano il gusto e la vista, oltre che lo stomaco, e fanno parte delle ricette da assaporare durante la Dieta Sirt. Per non parlare di soffici pancake ai mirtilli per colazione, per iniziare al meglio la giornata!

La Dieta Sirt è il risultato di studi approfonditi su un particolare gruppo di proteine chiamate sirtuine, una delle cui funzioni è la regolazione del metabolismo e della capacità del corpo di bruciare grassi. In sostanza, sono chiamate in causa in molti processi fisiologici e aiutano a renderli più efficaci, facendoci vivere più a lungo e più sani.

La dieta ha iniziato a diffondersi nel 2016 e da allora la sua efficacia è stata continuamente confermata non solo da studi clinici mirati ma anche da trasformazioni sensazionali come quella della famosa cantante Adele che in pochi mesi ha perso trenta chili, raggiungendo uno stato di forma fisica e mentale davvero invidiabile.

Questa dieta è una vera rivoluzione grazie al suo modello di alimentazione che promuove il mantenimento dei risultati nel tempo e un miglioramento sotto tutti i punti di vista senza la sofferenza tipica di altri regimi alimentari. Per questo motivo è stata e continua a essere un fiore all'occhiello promosso da nutrizionisti di tutto il mondo. Nei prossimi capitoli entreremo nel dettaglio della Dieta Sirt, per scoprirne tutti i segreti.

RIEPILOGO DELLA DIETA SIRT

La Dieta Sirt prende il nome da SIRT1, una proteina che influisce positivamente sul metabolismo dei grassi. Alcuni cibi che la contengono, in particolare, sono capaci di promuovere una perdita di peso importante in un tempo limitato.

A differenza di altre diete, la Dieta Sirt non si basa sul digiuno, che spesse volte è causa di effetti collaterali quali fame incontenibile, irritabilità e perdita di massa muscolare.

Prevede invece l'introduzione all'interno del piano alimentare di un gruppo di cibi molto ricchi di nutrienti, le sirtuine appunto, che sono in grado di attivare il cosiddetto "gene magro", lo stesso che viene attivato durante uno stato di digiuno, senza che la persona debba digiunare davvero, con le relative conseguenze.

Le sirtuine sono state portate alla ribalta da un famoso studio del 2013 che dimostrava come il resvetrarolo, contenuto in uva e vino rosso, avesse gli stessi effetti di una restrizione calorica, agevolando quindi la perdita di peso. In seguito a questo studio, l'argomento è stato studiato ancora più a fondo e ha condotto alla scoperta di una serie di altri alimenti con le stesse proprietà.

La scienza ha dimostrato che le sirtuine, sul cui effetto si basa la Dieta Sirt, hanno diversi effetti positivi sulla salute, quali ad esempio il potenziamento della massa muscolare, la riduzione dell'appetito, il miglioramento della memoria, la migliore gestione dell'insulina e l'eliminazione dei radicali liberi che si accumulano nelle cellule.

Il resvetrarolo è un buon esempio di antiossidante, anti-infiammatorio e vasoprotettore, così come altre sostanze che vedremo in seguito.

Goggins e Matten hanno studiato e sperimentato i cibi sirt e i loro effetti in grande dettaglio, prima di creare una dieta adatta alla maggior parte delle persone che presentasse un lieve taglio calorico iniziale e un incremento sostanziale della quantità delle sirtuine introdotte con l'alimentazione.

Il gruppo di studio iniziale ha coinvolto diverse migliaia di persone e ha condotto a risultati straordinari. I membri del gruppo hanno infatti perso una media di 3,5 chili in pochi giorni, con una limitazione dell'introito calorico tra le 1.000 e 1.500 calorie per pochi giorni, anche senza alcuna attività fisica particolare.

E' molto promettente, vero?

Ma non è finita qui. Una buona percentuale delle persone ha riportato un aumento della massa muscolare e un miglioramento netto della qualità di vita e del benessere generale.

Ci sono quindi tutte le basi per iniziare la Dieta Sirt: se vuoi perdere peso, acquistare muscolo ed essere più in salute, questo è un ottimo modo.

Naturalmente, il processo richiederà un po' d'impegno, che sarà ripagato con grandi benefici. In pochi giorni ti sentirai una persona diversa, dentro e fuori.

La dieta durerà tre settimane alla fine delle quali avrai una quarta settimana di transizione verso un'alimentazione sana e naturalmente ricca di sirtuine. Avrai ovviamente la possibilità di ripetere la dieta in qualsiasi momento ne sentissi la necessità.

Questo libro è strutturato proprio per guidarti in tutto il percorso. Un intero mese in cui le nuove abitudini verranno consolidate e ti garantiranno un risultato duraturo nel tempo, grazie a un'alimentazione gustosa, saziante e molto soddisfacente.

Amante della carne, vegetariana, vegana, qualsiasi sia la tua preferenza alimentare sarai in grado di adattare la Dieta Sirt alle tue esigenze. Dovrai solo applicare le linee guida mostrate nei prossimi capitoli.

LE FASI DELLA DIETA SIRT

L a Dieta Sirt è composta da 2 fasi diverse che analizzeremo in questo capitolo. Questo libro include anche una terza fase di transizione verso una alimentazione quotidiana senza restrizione calorica ma sempre ricca di alimenti ricchi di sirtuine.

LA DIFFERENZA TRA ALIMENTAZIONE E DIETA

Come mangi tutti i giorni definisce i contorni della tua alimentazione, mentre quanto e come restringi i cibi e le loro quantità è il tuo modo di stare a dieta.

A parte la prima settimana, detta Fase 1, la Dieta Sirt non è una dieta tradizionale in quanto al posto di ridurre semplicemente l'introito calorico ci si concentra sul migliorare l'aspetto nutritivo e la qualità dei cibi ingeriti.

Ci sono due fasi principali nella Dieta Sirt che durano un totale di tre settimane e sono state studiate per creare l'abitudine ad inserire cibi ricchi di sirtuine nell'alimentazione. Il loro obiettivo è eliminare la necessità di ripetere nuovamente la dieta, proprio grazie a queste nuove abitudini, mentre una terza fase è dedicata al passaggio ad una normale (leggi "non ristretta caloricamente") alimentazione ricca di sirtuine.

L'uomo europeo medio consuma un eccesso di grassi e zuccheri, cereali raffinati, sodio e grassi saturi. Allo stesso tempo consuma pochi vegetali, frutta, cereali integrali, così come le quantità di latticini e grassi buoni raccomandati nelle linee guida.

Se ti suona familiare, non essere troppo dura con te stessa, sicuramente non sei la sola e la tua alimentazione è stata sicuramente influenza dall'esterno.

Il numero di ristoranti fast-food continua a crescere così come le opzioni di cibo preconfezionato pieno di calorie e false speranze e quando la dieta è composta da cibi che non ti garantiscono la corretta nutrizione per troppo tempo è naturale ritrovarsi sovrappeso e talvolta malati.

Quante volte hai provato a stare a dieta facendo la fame per settimane per perdere 10 chili? Magari hai anche avuto successo ed hai perso peso, ma in qualche mese hai recuperato il peso perso e probabilmente addirittura qualche chilo in più.

Gli studi dimostrano che quando porti avanti dieta con una severa restrizione calorica per un esteso periodo di tempo recupererai il peso perso tanto velocemente quanto velocemente l'hai perso e è probabile che causerai un danno aggiuntivo a fegato, reni e massa muscolare.

La restrizione calorica a brevissimo termine come quella prevista dalla Dieta Sirt, non ha lo stesso tipo di effetto.

Per farla semplice la restrizione calorica continua non ti aiuterà a mantenere i risultati sul lungo termine. Per dirla tutta, è assolutamente inutile. Una corretta alimentazione invece è fondamentale e può fare la differenza.

Pensa ad alcune zone del mondo come il Giappone o la nostra Sardegna, per fare un esempio. In questi posti meravigliosi, le persone tradizionalmente non fanno diete restrittive, eppure vivono fino a 100 anni nel pieno della forza fisica e delle capacità mentali finché una notte scivolano in un sonno sereno per non risvegliarsi mai più. Questo suona decisamente meglio rispetto a passare gli ultimi mesi, se non anni, di vita in un letto di ospedale, incapace di lavarti o mangiare da sola, per non parlare di camminare o di ricordati dei tuoi nipotini, non credi?

Abbiamo la possibilità di scegliere, almeno in parte, il nostro futuro e tutto comincia con un'alimentazione che comprenda deliziosi cibi ricchi di sirtuine.

IDENTIFICARE I TUOI OBIETTIVI

Probabilmente hai sentito parlare per la prima volta della Dieta Sirt dopo aver visto un titolo di giornale sulla strepitosa perdita di peso della cantante Adele. O forse hai sentito che gli scienziati hanno scoperto il "gene magro" e che il segreto per poterlo attivare risiedeva in questa dieta.

Comunque sia, quello che vuoi è quasi sicuramente perdere peso, avere un bell'aspetto e sentirti alla grande nel tuo corpo.

Questo è un desiderio comune e assolutamente condivisibile ma non è sufficiente per farti ottenere i risultati che stai sognando o perlomeno, non nel lungo termine.

E' stato provato che, se anche abbiamo successo nel raggiungere il nostro peso ideale, o non siamo soddisfatte, oppure lo siamo ma in ogni caso torniamo alle vecchie abitudini ed alla condizione fisica precedente entro poco tempo.

Una delle maggiori ragioni per cui ragionare unicamente sul perdere peso non è efficace, è perché si tratta di un processo che ha un inizio e una fine e che ti fa perdere la concentrazione sull'obiettivo una volta che lo raggiungi.

Se invece cominci a ragionare più in profondità e deciderai di impegnarti a fondo per la tua salute, scoprirai che non sarà assolutamente possibile fermarsi.

Anche se sei relativamente in salute oggi, vorrai continuare a rimanere in salute domani, l'anno prossimo e tra vent'anni. La salute è un viaggio che non finisce mai ed è dove risiedono il vero successo ed i veri risultati.

Non avrai una data di fine e soprattutto non potrai fallire, finché ogni giorno farai le azioni giuste per migliorare qualche aspetto della tua salute.

Alle volte vedrai e sentirai i risultati nell'immediato, come per esempio la maggioranza dei partecipanti al trial della dieta che ha perso 3,5 chili in sette giorni.

Altre volte invece i benefici avverranno a livello cellulare e tu non ti renderai granché conto della differenza fino a che un giorno, ad 80anni, sarai l'unica dei tuoi coetanei ad essere autonoma e non avere necessità di alcuna assistenza per vivere.

Un altro dei motivi per cui stare a dieta costantemente ha una efficacia relativa è legato al tipo di perdita di peso che si verifica.

Le malattie associate con l'obesità non sono causate solo dall'eccesso di peso.

Quando spendi molti anni in abitudini alimentari scorrette danneggi il tuo sistema metabolico e la produzione di ormoni che sostengono il tuo metabolismo.

Problematiche quali l'insulino e la leptino-resistenza causano l'aumento di peso e la possibilità di sviluppare malattie più gravi e spesso letali come il diabete o malattie cardiache.

E' il cibo che mangi ad essere il problema, il peso è semplicemente il risultato di un sistema metabolico disfunzionale.

Se guarisci il sistema evitando cibi che danneggiano la produzione degli ormoni ed aggiungi cibi differenti che guariscono e proteggono il corpo il peso diminuirà naturalmente come risultato diretto della soluzione del problema.

Quando provi a dimagrire attraverso la restrizione calorica, l'esercizio eccessivo o la combinazione dei due è probabile che tu riesca a far scendere il numero sulla bilancia, tuttavia se non avrai particolare cura dei cibi introdotti con l'alimentazione, non avrai nemmeno particolare controllo di quello che perderai: è molto probabile che tu perda acqua e massa muscolare piuttosto che grasso.

Se dall'altra parte ti impegni a fornire al corpo tutta la nutrizione di cui ha bisogno per ribilanciare gli ormoni e proteggere la salute, il peso che perderai è ciò di cui il tuo corpo non ha bisogno, grasso viscerale intorno agli organi vitali e grasso addominale che hai cercato di eliminare per anni.

I tuoi muscoli saranno protetti ed il tuo corpo in forma.

Perdere peso come risultato di una nutrizione e di una salute migliorate è sostenibile ed è importante che tu possa partire con il giusto mindset aggiornando la tua modalità di pensiero ed i tuoi obiettivi per avere davvero successo.

NON SOLO PERDITA DI PESO

Il peso non è l'unica cosa su cui dovresti concentrarti. La tua salute è l'aspetto più importante perché senza di essa non avrai grandi prospettive di mantenere i risultati raggiunti.

Se dai ai tuoi obiettivi di salute la giusta priorità, avrai tutta la motivazione di cui hai bisogno per smettere di danneggiare il corpo con cibi poco salutari e per nulla nutrienti, sarai ispirata a provare una miriade di nuovi ingredienti che ti aiuteranno a sentirti più leggera, più giovane, più forte e più in salute di quanto tu sia mai stata.

 La Dieta Sirt non prevede di prendere la strada facile o una miracolosa pillola. E' legato a trovare la gioia nel cibo che prepari e lasciare che il cibo guarisca e vada a nutrire il tuo corpo permettendo di ritrovare ancora una volta la gioia di vivere.

Ci sono così tanti sapori che aspettano di essere scoperti, non devi fare altro che impegnarti a rendere i cibi Sirt una parte fondamentale della tua dieta insieme a proteine e grassi buoni a supporto.

Non devi privarti del cibo o fare la fame, e nemmeno negarti i cibi che ami, devi semplicemente avvicinarti al cibo con la consapevolezza delle conseguenze che ha sul tuo corpo e sulla tua salute.

FASE 1 - I 7 GIORNI DI "SUPER-SUCCESSO"

La Fase 1 ti guiderà attraverso un processo detto di "super-successo" che ti consentirà di muovere un grande passo avanti nel raggiungimento di un corpo più tonico e magro.

Durata: 7 giorni.

Cosa aspettarsi

Questa fase è famosa per i risultati clinicamente provati di perdita di peso. 3,5 chili sono infatti la perdita di peso media nei partecipanti ai trial clinici della Dieta Sirt, seguendo le linee guida della Fase 1.

Si tratta per l'appunto di una perdita media, ed è consigliabile non soffermarsi troppo sul peso indicato dalla bilancia. Potresti trovarti dimagrita guardandoti allo specchio, con i vestiti decisamente più larghi, senza tuttavia poter apprezzare alcuna differenza sulla bilancia. Questo può dipendere da molti fattori quali ad esempio il tuo punto di partenza (se il peso da perdere è limitato, è più difficile notare variazioni sulla bilancia) o quanta nuova massa muscolare svilupperai (potrebbe compensare la perdita di peso).

Non trascurare segni che indicano un miglioramento della composizione corporea, perché è come ci vediamo che conta, più in forma e più in salute. Altri miglioramenti infatti sono la sensazione generale di benessere, l'energia a disposizione, la pelle luminosa.

E anche altri fattori importantissimi, facilmente misurabili: la pressione sanguigna che ritorna nella norma, la glicemia che scende a livelli medi, colesterolo e trigliceridi che escono dalla zona pericolosa che mette a rischio la nostra salute.

Ricorda sempre che al di là della perdita di peso l'introduzione delle sirtuine è un passo molto importante per rendere il tuo corpo più in salute e resistente alle malattie, garantendoti una migliore aspettativa di vita.

Come seguire la Fase 1

Abbiamo già detto che la Fase 1 dura 7 giorni. La settimana è divisa in due parti: giorni 1-3 e giorni 4-7.

Giorni 1-3: Questi sono gli unici giorni in cui è prevista la maggiore restrizione calorica: 1.000 calorie di introito per l'intera giornata. Per rimanere all'interno di questi parametri, il menu include:

- 3 porzioni di succo Sirt
- 1 spuntino (facoltativo)
- 1 pasto bilanciato

Giorni 4-7: L'introito calorico viene alzato a 1.500 calorie al giorno. Per rimanere all'interno di questi parametri, il menu include:

- 2 porzioni di succo Sirt
- 1 spuntino (facoltativo)
- 2 pasti bilanciati

Sia i succhi Sirt che i pasti sono studiati per includere un'elevata quantità di sirtuine in ricette gustose e sazianti.

Lo spuntino potrà essere consumato al mattino o al pomeriggio a seconda delle esigenze. Solitamente, chi si alza molto presto tende a consumarlo al mattino per via del lungo intervallo tra la colazione e il pranzo. Chi invece ha più lavoro da fare al pomeriggio lo riserva nel periodo tra il pranzo e la cena per avere una fonte di energia in più. Sentiti libera di scegliere l'opzione che fa più al caso tuo.

Cosa bere

Come abbiamo visto, 2 o 3 porzioni di succo Sirt sono incluse nel piano alimentare ma come è ovvio non sono l'unica bevanda prevista durante la giornata.

Le bevande a zero calorie come: acqua, caffè e tè verde sono da preferire. Questi ultimi sono anche in grado di potenziare l'effetto delle sirtuine e sono quindi un'arma interessante per ottenere risultati ancora migliori. Bevande con dolcificanti sono concesse ma con moderazione.

Per quanto riguarda il caffè, si sconsiglia di incrementare all'improvviso il consumo di caffè in quanto potrebbe avere effetti negativi sul corpo e sull'umore soprattutto nelle persone che hanno una sensibilità particolare alla caffeina.

E' stato inoltre dimostrato che l'aggiunta di latte reduce l'assorbimento dei nutrienti che attivano le sirtuine, motivo per cui si raccomanda di bere il caffè nero, senza aggiunta di latte.

Lo stesso discorso vale per il tè verde, per il quale è stato dimostrato che l'aggiunta di limone ha un effetto positivo sull'assorbimento, motivo per cui è possibile aggiungerlo nel caso incontri il nostro gusto.

Sono ovviamente consentiti anche altri tipi di tè oltre a quello verde e tisane purché senza zuccheri aggiunti.

Succhi in brick o altre bevande zuccherate sono da evitare. Come alternativa è consigliabile provare ad aggiungere fette di fragola, limone o cetriolo e menta all'acqua per creare una bevanda aromatizzata povera di calorie ma ricca di gusto.

 E' sufficiente lasciarla in frigo a riposare qualche ora per avere un'alternativa rinfrescante.

Gli alcolici non sono consentiti. Benché il vino faccia parte di questa categoria e allo stesso tempo sia ricco di sirtuine, in questa settimana è previsto solo per cucinare.

Non dimenticare che questo brevissimo periodo di restrizione è anche il passo fondamentale per raggiungere i tuoi risultati e vale sicuramente un piccolo sforzo in più.

Il Succo Sirt

Il succo Sirt è alla base della Fase 1 e la maggioranza dei suoi ingredienti ha un alto contenuto di principi attivi che si combinano tra di loro per un effetto molto potente. Un cocktail meraviglioso di sostanze quali apigenina, kaempferolo, luteolina, quercetina e EGCG che lavorano insieme per mantenere elevato il metabolismo e la conseguente perdita di peso.

In alcune ricette abbiamo aggiunto anche un tocco di mela o zenzero che con le loro proprietà rendono il succo più gustoso ed efficace. Spesso viene previsto anche il limone, la cui acidità stabilizza e migliora l'assorbimento dei nutrienti.

In questo libro sono contenute ben 24 varianti diverse di succo Sirt, sperimenta e scegli quella che preferisci.

FASE 2 - MANTENIMENTO

All'inizio della seconda settimana dovresti aver già notato un miglioramento sia in termini di benessere che di forma fisica. Sentirsi rivitalizzati e pieni di energia è tanto importante quanto essere più tonici e con qualche chilo in meno.

La Fase 2 è studiata per mantenerti sulla rotta giusta, continuando a perdere peso e stabilizzando gli effetti positivi che la dieta ha sul tuo corpo. In queste due settimane ricorda che la maggioranza delle persone perde grasso e molti costruiscono massa muscolare. Quindi, ancora una volta, attribuisci alla bilancia il giusto valore e usa altri facili strumenti per confermare la direzione in cui stai andando: i vestiti (che saranno più larghi) o un metro da sarta per misurare per esempio i fianchi e il girovita sono una buona idea.

E' probabile che le persone inizino a notare in te un cambiamento e a complimentarsi. Usa i complimenti come un'iniezione di energia per proseguire in questo viaggio e consolidare i risultati.

Ricorda che andando avanti la tua salute migliorerà e di fatto porrai le basi per una vita più lunga e soprattutto sana.

Durata: 14 giorni

Come Seguire la Fase 2

La restrizione calorica è ora moderata e non dovrebbe essere difficile seguire le linee guida proposte. Il motivo è dato dal fatto che l'attenzione non è sul conteggio delle calorie, in quanto si tratta di un approccio non particolarmente pratico o di successo sul lungo periodo.

Al contrario, fare attenzione alle porzioni, mangiare pasti ben bilanciati e non dimenticarsi mai dei cibi ricchi di sirtuine è ciò che ti consentirà di mantenere i risultati in futuro.

I pasti inclusi nel piano sono sazianti e studiati per non avere fame a lungo. Tutto questo, insieme al naturale potere di regolazione dell'appetito dei cibi ricchi di sirtuine significa che non passerai i prossimi 14 giorni affamata, al contrario ti sentirai felicemente rilassata e ben nutrita.

Come nella Fase 1, ricordati di ascoltare il tuo appetito. Nel caso in cui fossi sazia, non sarà necessario terminare la porzione.

Il piano alimentare per questa settimana include:

- 1 porzione di succo Sirt
- 2 spuntini (facoltativi)
- 3 pasti bilanciati
-

Come già spiegato, i pasti possono essere ri-arrangiati secondo le tue esigenze in modo da renderti la vita più semplice. Magari sei presissima con il lavoro, o in palestra o occupata con i tuoi bambini e in quel momento ti è più utile scambiare uno spuntino con un pasto. Perfetto! Trova la soluzione più adatta a te.

Il vero progresso va oltre il controllo totale. Non è sostenibile nel tempo: l'alimentazione deve seguire le necessità di ciascuno sena stress. In ogni caso, è ampiamente suggerito consumare la colazione per avere subito grande energia per la giornata. Una colazione sana supporta le attività quotidiane, innalzando il livello di vitalità e concentrazione. Mangiare presto aiuta a mantenere sotto controllo l'insulina, evitando scossoni inutili al nostro metabolismo.

Diversi studi sottolineano l'importanza della colazione in quanto la maggioranza delle persone che la consuma è meno propenso ad aumentare di peso nel tempo.

Dal momento che la colazione è un pasto importante, le ricette selezionate sono semplici e veloci, in modo che tutti possano approfittarne indipendentemente dal tempo a disposizione. Sarà possibile preparare alcune di esse in anticipo in modo da averle pronte nel frigo o nel freezer.

Dedicare almeno qualche minuto alla colazione ogni mattina porterà risultati non solo nell'immediato ma anche sul lungo periodo in termini di benessere. L'effetto delle sirtuine è maggiore infatti nelle prime ore della giornata.

Cosa bere

Come nella Fase 1, continuerai a bere succo Sirt ogni giorno per mantenere alta l'assunzione di sirtuine, a metà mattina o metà pomeriggio sempre secondo le tue esigenze.

Le altre bevande sono, come al solito: acqua (anche aromatizzata con frutta in infusione), caffè nero e tè, preferibilmente verde.

E' concesso anche un bicchiere di vino rosso al giorno (facoltativo). Il vino rosso è ricco di polifenoli, in particolare resvetrarolo e piceatannolo. Un bicchiere è la quantità perfetta per godere dei loro benefici senza effetti collaterali sulla perdita di peso. Non sono ammesse altre bevande alcoliche.

FASE 3 - TRANSIZIONE

Durante la Fase 3 viene ristabilito il normale introito calorico, con la solita attenzione particolare ai cibi ricchi di sirtuine.

Il piano settimanale include ricette sane e deliziose per dimostrare quanto sia davvero semplice mantenere questa buona abitudine sul lungo periodo, senza stress.

Durata: 1 settimana

Come Seguire la Fase 3

Semplicemente, cucina le ricette consigliate, eventualmente scambiando i pasti per seguire meglio le tue esigenze.

Cosa bere

Si suggerisce di mantenere le buone abitudini acquisite, lasciando bevande zuccherate o alcoliche per le occasioni speciali. Il vino rosso può essere consumato giornalmente in quantità moderate.

Acqua, caffè, te verde e altre bevande senza calorie non hanno limitazioni particolari.

LISTA DEGLI INGREDIENTI

I composti attivatori delle sirtuine hanno innumerevoli effetti benefici e uno di questi è il miglioramento della sensibilità insulinica e la migliore gestione degli zuccheri nel sangue.

I principali composti sono:
Polifenoli - Presente nella curcuma e nel vino, è efficace fin da minime quantità.
Resvetrarolo - Presente nei mirtilli, uva rossa, lamponi e arachidi. Aiuta a combattere l'infiammazione e a migliorare la salute del cuore.
Quercetina - Presente in mele, cavolo nero, capperi, frutti di bosco, cipolla, agrumi. Aiuta a combattere l'infiammazione.
Piceatannolo - Presente nel vino rosso.
Oligonolo - Aiuta a combattere l'infiammazione.
Fisetina - Presente nelle fragole. Migliora la memoria a lungo termine.
Omega3 - Presenti nei semi di lino e in pesce quali il salmone.
Melatonina.

Questi composti sono presenti in quantità proporzioni diverse all'interno dei 20 principali cibi sirt elencati di seguito.

AGLIO

Ha una spiccata attività antibiotica e disinfettante e viene utilizzato con successo per trattare ulcere dello stomaco.

Ha un'azione positiva sul cuore, sulla riduzione della pressione sanguigna e sulla glicemia.

Il suo principio attivo più importante è l'allicina, capace di stimolare le sirtuine, tuttavia l'allicina può essere assunta solo se lo spicchio viene spremuto o tritato finemente. Questa modalità è infatti quella principale con cui l'aglio viene utilizzato nelle ricette del libro.

CACAO E CIOCCOLATO

Il cacao era considerato sacro da Aztechi e Maya, presso i quali era un cibo riservato ai guerrieri o ai ceti più alti.

E' un cibo prezioso anche oggigiorno, che può essere consumato aggiunto ad altri alimenti, come spesso indicato nelle ricette del libro, oppure sotto forma di cioccolato 85%, sicuramente il modo più sfizioso per fare il pieno di flavonoidi.

CAFFÈ

La bevanda più diffusa nel mondo è anche quella più ricca di un componente (acido caffeico o caffeina) che rende importante la sua assunzione per un motivo che va ben oltre l'aspetto sociale del bere caffè: la potente azione sulle sirtuine e sul metabolismo, con grande contributo a livello di energia e benessere generale.

CAPPERI

Sono i fiori della pianta di cappero tanto diffusa nella zona del Mediterraneo. Vengono raccolti a mano e conservati in acqua e aceto o sotto sale, pronti per essere utilizzati in una miriade di ricette. Hanno proprietà anti-infiammatorie, disinfettanti e anti-virali e contribuiscono a rafforzare la risposta immunitaria.

CAVOLO NERO

Questo ingrediente ormai molto popolare da qualche anno ha tutte le carte in regola: ricchissimo di antiossidanti (beta-carotene, kaempferolo, quercetina e altri), è uno dei vegetali con la migliore capacità di assorbimento dei radicali liberi.

A livello nutrizionale ha un profilo eccellente, ricco in omega3, vitamine A, B6, C, K, calcio, potassio e magnesio.

E' noto per abbassare il livello di colesterolo nel sangue, ha effetti antitumorali e aiuta nella perdita di peso.

CIPOLLE ROSSE

Oltre ad aggiungere un ottimo sapore ai nostri piatti, la cipolla è nota da sempre per essere un efficace anti-infiammatorio.

Ha un elevato contenuto di polifenoli e antiossidanti, utili per ridurre l'infiammazione, problemi di cuore e diabete. Contiene anche quercetina che è stimola la produzione di energia ed è fondamentale nelle attività quotidiane così come nello sport.

CURCUMA

La curcumina si trova in abbondanza nella curcuma e ha un potente effetto anti-infiammatorio. Fortemente antiossidante, è nota per migliorare problemi di fegato e reni, gastrite, artrite e persino depressione.

Per garantire un'ottima assunzione della curcumina, cuocere la curcuma in un liquido, aggiungere dei grassi buoni e non dimenticare un pizzico di pepe. Questa modalità è sfruttata più volte all'interno delle ricette del libro.

DATTERI

In Medio Oriente i datteri sono utilizzati di frequente come snack. Disidratati o freschi, con la loro ottima percentuale di fibre e minerali sono una fonte energetica molto valida i cui zuccheri hanno un effetto energizzante.

Proprio per via dell'elevato apporto calorico, vanno consumati con moderazione, per poter godere dell'effetto sulle sirtuine senza tuttavia intralciare la perdita di peso.

FRAGOLE

Tra tutta la frutta disponibile, le fragole hanno i maggiori effetti benefici sulla salute. Presentano una quantità notevole di fisetina, che come abbiamo visto attiva le sirtuine.

Il consumo di questi deliziosi frutti può anche aiutare a mantenere l'insulina sotto controllo, ci sono infatti diversi studi che dimostrano come siano efficaci nel miglioramento del quadro clinico in persone affette da diabete.

GRANO SARACENO

Questo ingrediente, famoso per le sue colture più ecologiche e sostenibili di altri tipi di cereale, in realtà non è un cereale ma un seme.

Ricco di calcio e di altri minerali importanti, è anche una delle più importanti fonti di rutina.

INDIVIA ROSSA

L'indivia rossa presenta un'altra concentrazione di luteolina, motivo per cui è importante inserirla spesso nella propria alimentazione.

Il modo più semplice è naturalmente sotto forma di insalata, abbinata un grasso come l'olio extra vergine d'oliva capace di potenziarne l'assorbimento.

L'indivia è disponibile anche di colore giallo, meno efficace ma comunque ottima alternativa nel caso la rossa fosse di difficile reperimento.

NOCi

Le noci sono senza ombra di dubbio il più importante tra i tanti tipi di frutta secca.

Sono un concentrato di grassi buoni e un uso moderato – sono molto caloriche – è associato con una diminuzione del rischio di diabete, la prevenzione di problemi all'apparato cardiovascolare e l'agevolazione della perdita di peso.

Sono altrettanto note per il loro effetto anti-età.

OLIO EXTRA VERGINE D'OLIVA

Quest'olio è sicuramente una delle fonti più nobili di grassi buoni ed è una pietra miliare nella dieta mediterranea.

I benefici legati al suo consumo sono innumerevoli: previene il diabete e aiuta il corpo a combattere cancro, osteoporosi, e molte altre malattie. Ha un potente effetto antiossidante prezioso per contrastare i segni del tempo.

PEPERONCINO

Il peperoncino esiste in moltissime varianti, alcune delle quali molto blande in termini di piccantezza. Per questo motivo è facilmente inseribile in qualsiasi dieta, che il gusto piccante venga tollerato o meno.

Contiene capsaicina, sostanza in grado di aumentare il metabolismo e potenziare l'effetto delle sirtuine. Uno studio recente ha dimostrato che le persone che fanno un uso regolare di questa spezia hanno un tasso di mortalità più basso del 14% rispetto a chi non ne consuma, un motivo in più per inserirlo all'interno della propria alimentazione.

PREZZEMOLO

Il prezzemolo è un ingrediente frequentissimo nelle ricette di questo libro in quanto è uno degli alimenti ricchi di sirtuine più facile da inserire. Basta tagliarlo finemente e cospargerlo sul piatto per aggiungere un tocco di freschezza e salute.

E' il vegetale con maggiore vitamina K ma contiene anche vitamina A, vitamina C e flavonoidi utili per rafforzare le ossa, nonché di apigenina, che oltre a potenziare l'effetto delle sirtuine è anche un rilassante capace di conciliare il sonno.

RUCOLA

Questa insalata verde, molto comune nella dieta mediterranea, con il suo gusto piccante ha un ottimo effetto digestivo e diuretico.

Ricchissima di quercetina e kaempferolo ha un effetto profondamente idratante sulla pelle e migliora la produzione di collagene.

SEDANO

Questa pianta, conosciuta fin dall'antico Egitto per le sue proprietà, è utile per le sue proprietà depurative e disintossicanti, fondamentali per intestino, reni e fegato.

SOIA

La soia contiene formononetina e daidzeina, due grandi attivatori delle sirtuine.

In questo piano alimentare è inserita in due versioni: tofu (la proteina vegetale per eccellenza) e miso (la pasta fermentata giapponese che aggiunge un intenso umami ai piatti), ma grazie alla sua versatilità in cucina sarà comunque facilissimo inserirla anche successivamente, per esempio sostituendola in una ricetta esistente a una proteina animale quale per esempio il pollo.

TÈ VERDE

Questa bevanda ricca di sirtuine è la più consumata nel mondo dopo l'acqua.

E' conosciuta per aiutare la perdita di peso, prevenire la degenerazione cognitiva quale la malattia di Alzheimer, ridurre il colesterolo e combattere le malattie cardiache.

Contiene vitamina B, magnesio e altri antiossidanti oltre a buone quantità di epigallocatechina.

VINO ROSSO

Il suo consumo è molto diffuso nell'area del Mediterraneo e ci sono molte ragioni per cui inserirne una quantità moderata sia positivo sulla salute.

I suoi principali effetti benefici sono una migliore gestione dell'insulina nel sangue e minore rischio cardiovascolare grazie ai polifenoli contenuti in grande quantità.

Oltre ai 20 cibi principali appena presentati, ci sono molti altri ingredienti ricchi di sirtuine da includere nei propri pasti.

Sono molto importanti per mantenere una dieta colorata e variata, mirata alla perdita di peso grazie all'effetto delle sirtuine.

- Aneto
- Arachidi
- Asparagi
- Bacche di Goji
- Broccoli
- Carciofi
- Castagne
- Ceci
- Cicoria
- Cipolle bianche
- Coste
- Crescione
- Erba cipollina
- Fagioli
- Fagiolini
- Lamponi
- Mais
- Mele
- Menta
- Mirtilli
- Origano
- Peperoncino
- Pistacchi
- Prugne
- Quinoa
- Ribes nero
- Ribes rosso
- Salvia
- Scalogno
- Semi di chia
- Semi di girasole
- Spinaci
- Uva rossa
- Zenzero

PREPARAZIONE DEI PASTI

I l piano alimentare contenuto in questo libro include molte ricette diverse per farti sperimentare una varietà di sapori differenti. Come detto, dopo 4 settimane è previsto il passaggio a una normale e sana alimentazione che grazie alle tue ricette preferite potrebbe permetterti di risparmiare tempo in cucina con qualche trucchetto di preparazione.

L'attività che in inglese viene chiamata "meal prepping", ovvero preparazione pasti, prevede di cuocere e suddividere in porzioni le ricette scelte per i giorni successivi in modo che siano pronte per il consumo. E' un'attività che di solito si svolge uno, massimo due, giorni a settimana e che è adatta in particolare a chi ha poco tempo da dedicare alla cucina.

Si tratta di scegliere le ricette preferite e prepararle in grandi quantità. Suddividerle in contenitori appositi e poi conservarle in frigo o in freezer a seconda della ricetta. Questo permette non solo di risparmiare tempo ma anche soldi, perché un'accurata pianificazione e acquisti intelligenti al supermercato sono alla base di un "meal prepping" efficiente.

COSE DA FARE E DA NON FARE

Sviluppare l'abitudine del preparare i pasti in anticipo richiede un po' di pazienza e sperimentazione per capire cosa fa meglio al caso nostro in termini di ricette, organizzazione della spesa, conservazione, tempo dedicato, ecc. Di seguito alcuni consigli generici che ben si adattano alla maggioranza delle situazioni.

✔**FARE:** Selezionare uno o due giorni da dedicare alla preparazione. Solitamente la domenica è il giorno che più si adatta alle esigenze, ma nel tuo caso potrebbe andare meglio un qualsiasi altro giorno.

L'importante è definirlo in modo tale da riservare all'interno della propria agenda il tempo necessario per tutte le attività collaterali quali la scelta delle ricette e la spesa.

✔**FARE:** Prendere nota delle ricette preferite. Il piano alimentare prevede 4 settimane in cui verranno sperimentate molte opzioni diverse: perché non mettere in evidenza le nostre preferite? In questo modo sarà sempre più facile organizzare le attività di preparazione perché sapremo già dove andare a trarre la nostra ispirazione.

Ovviamente il discorso vale non solo per questo libro ma anche per tutti gli altri libri di cucina che abbiamo. Tornando a una normale e sana alimentazione avremo una grande scelta, rendendo facile il mantenimento delle buon abitudini acquisite.

✔**FARE:** Mantenere la varietà come punto cardine della nostra selezione, in termini di verdure, frutta, cereali selezionati. In questo modo potremo approfittare di una buona varietà di micro e macro nutrienti fondamentali per la salute.

Se per un pasto avremo pesce con asparagi, per il successivo cambieremo sia le proteine che le verdure, optando per esempio per un pollo con i peperoni. Allo stesso modo pianificare di utilizzare lo stesso ingrediente per più ricette durante la settimana può aiutare a ridurre i costi generali legati all'alimentazione.

✔**FARE:** Andare alla propria velocità e definendo le proprie regole. Nessuno ha mai detto che siano per forza necessarie 6 ricette alla volta per un meal prepping efficace. Se 3 ricette fanno al caso nostro, semplicemente usiamo quelle. Con l'abitudine solitamente si acquisiscono maggiori competenze e velocità tali da permettere un maggior numero di preparazioni.

✔**FARE:** Per ridurre al massimo il tempo impiegato è utile fare una lista degli ingredienti relativi alle ricette individuate per la settimana, controllare quali sono già disponibili in dispensa e fare una lista dei rimanenti ordinandola in base a come vengono disposti gli alimenti dove faremo la spesa. Se andiamo in un supermercato, per esempio, solitamente frutta e verdura sono messe per prime, poi latticini, carne, pesce e surgelati. E' anche consigliabile calcolare bene le quantità in modo da attenersi allo stretto necessario. Questo libro offre delle liste della spesa settimana per settimana, da personalizzare in base alle proprie esigenze.

✔**FARE:** Seguire i propri impegni. Alcune settimane sarà possibile preparare in anticipo, altre no. Questa abitudine deve agevolare la vita e non diventare fonte di stress.

✔**FARE:** Surgelare gli avanzi. Talvolta possono avanzare delle porzioni di pasti surgelabili. Perché non approfittarne per avere un po' di scorta nei momenti più indaffarati? I pasti casalinghi si conservano diversi mesi se opportunamente confezionati e riposti in freezer.

✔**FARE:** Organizzarsi per rendere la pulizia facile e veloce. Cucinare grandi quantità significa avere anche grandi scarti di verdura, gusci di uova, contenitori vuoti.. Tenere a portata di mano i vari cestini per la raccolta differenziata è utile per smaltire tutto man mano e non fare troppa fatica alla fine per risistemare la cucina.

✘**NON FARE:** Aspettare troppo. Se dieci minuti prima di andare a fare la spesa la lista non è ancora pronta, significa che è fondamentale muoversi prima per decidere le ricette e la verifica di ciò che manca. Questo è un punto chiave sul quale è tipicamente necessario lavorare per alcune settimane prima di metterlo a punto.

✘**NON FARE:** Non rimandare la suddivisione in porzioni a un momento successivo. Questo è il classico errore che si fa soprattutto all'inizio, quando la fatica di aver preparato tutto fa pensare di aver bisogno di una pausa.

Molto meglio finire con il corretto confezionamento delle porzioni, in modo da lasciare disponibile solo la quantità da consumare effettivamente.

Il controllo delle porzioni è sicuramente un asso nella manica non solo durante una dieta ma anche per il mantenimento dei risultati raggiunti.

PIANO ALIMENTARE

Questa è senza dubbio la parte più importante del libro, quella in cui imparerai il nuovo stile alimentare sano per le prossime quattro settimane. Comprenderai a fondo cosa significhi seguire la Dieta Sirt e quanto sia facile raggiungere i tuoi obiettivi effettuando cambiamenti sostanziali che ti garantiranno di mantenere il nuovo peso raggiunto e uno stato di salute migliorato per la vita.

Segui le semplici istruzioni e un mese volerà senza nemmeno accorgersene. Ma prima di tutto partiamo dalle basi, ovvero dalla dispensa.

LA DISPENSA

Gli ingredienti che seguono sono probabilmente già nella tua dispensa. Nel caso non lo fossero, fai scorta una volta sola in modo da averli a disposizione durante le prossime 4 settimane. Molti di essi dureranno molto più a lungo, anche mesi.

Alimenti di Base:

Bicarbonato di sodio, Cacao in polvere, Capperi, Concentrato di pomodoro, Farina d'avena (eventualmente aromatizzata), Farina, Fiocchi d'avena, Lievito per dolci, Miele, Olio Spray, Pangrattato, Pomodori pelati, Preparato per brodo (naturale e senza glutammato), Riso Basmati, Riso Integrale, Salsa di pomodoro, Vino rosso.

Condimenti:

Aceto balsamico, Olio extra vergine d'oliva, Olio di cocco, Olio di sesamo, Senape, Sale, Salsa di soia.

Erbe e Spezie:

Aglio, Alloro, Aneto, Cannella, Cumino, Curcuma, Curry, Garam Masala, Maggiorana, Noce moscata, Origano, Paprika, Pepe, Peperoncino, Rosmarino, Salvia, Timo, Vaniglia, Zenzero.

Frutta Secca e Semi: Mandorle, Noci, Semi di sesamo, Semi di zucca.

SETTIMANA 1 – FASE 1 – RIEPILOGO DEL "SUPER-SUCCESSO"

Questa settimana è distinta in due momenti:

Giorni 1-3 con 3 succhi Sirt al giorno, 1 spuntino opzionale e 1 pasto solido.

Giorni 4-7 con 2 succhi Sirt al giorno, 2 spuntini opzionale e 2 pasti solidi.

SETTIMANA 1 – FASE 1 – LISTA DELLA SPESA

<u>Importante:</u> Il piano ti consente di scegliere quali succhi inserire giornalmente. Aggiornare la lista della spesa di conseguenza.

Ali di pollo
Arancia
Avocado
Broccoli
Carciofi
Carote
Cavolo nero
Cicoria
Cipolle rosse
Cosce di pollo
Datteri
Farina di Grano saraceno
Formaggio di capra
Gamberi
Grano saraceno
Latte di cocco
Latte di mandorla
Lattuga
Limone
Parmigiano
Patate dolci
Peperoncino
Peperoni
Petto di pollo
Petto di tacchino
Pomodori
Porri
Prezzemolo
Rape
Rucola
Salmone, filetto e affumicato
Sedano
Sedano rapa
Spinaci
Spinaci Baby
Tonno

SETTIMANA 1 – FASE 1 – PIANO ALIMENTARE

Lunedì
Colazione: Succo Sirt
Spuntino: 2 quadratini di cioccolato fondente
Pranzo: Succo Sirt
Spuntino: Succo Sirt
Cena: Mini Hamburger di Salmone e Patata Dolce e Insalata di Carciofi Crudi

Martedì
Colazione: Succo Sirt
Spuntino: 2 quadratini di cioccolato fondente
Pranzo: Succo Sirt
Spuntino: Succo Sirt
Cena: Pollo alla Paprika e Limone con Verdure

Mercoledì
Colazione: Succo Sirt
Spuntino: 2 quadratini di cioccolato fondente
Pranzo: Succo Sirt
Spuntino: Succo Sirt
Cena: Zuppa di Pomodoro con Polpette

Giovedì
Colazione: Succo Sirt
Spuntino: Succo Sirt
Pranzo: Pollo con Cavolo Nero e Salsa Piccante
Spuntino: 2 quadratini di cioccolato fondente
Cena: Tonno Scottato con Salsa di Soia e Pepe Nero

Venerdì
Colazione: Succo Sirt
Spuntino: Succo Sirt
Pranzo: Insalata di Salmone
Spuntino: 2 quadratini di cioccolato fondente
Cena: Curry di Verdure

Sabato
Colazione: Succo Sirt
Spuntino: Succo Sirt
Pranzo: Stufato di Gamberi al Pomodoro
Spuntino: 2 quadratini di cioccolato fondente
Cena: Petto di Tacchino con Peperoni

Domenica
Colazione: Succo Sirt
Spuntino: Succo Sirt
Pranzo: Insalata con Formaggio di Capra, Mirtilli Rossi e Noci
Spuntino: 2 quadratini di cioccolato fondente
Cena: Stufato di Pollo Speziato

SETTIMANE 2/3– FASE 2 – RIEPILOGO DEL "MANTENIMENTO"

Questa fase è suddivisa in due momenti:
Settimana 2 con 1 succo Sirt al giorno, 2 spuntini opzionali e 2 pasti solidi.
Settimana 3 con 1 succo Sirt al giorno, 2 spuntini (1 opzionale) e 2 pasti solidi.

SETTIMANA 2 – FASE 2 – LISTA DELLA SPESA

<u>Importante:</u> Il piano ti consente di scegliere quali succhi inserire giornalmente. Sarà inoltre possibile utilizzare le ricette per la colazione in base al proprio gusto (dolce o salato). Aggiornare la lista della spesa di conseguenza.

Ali di pollo	Frutti di bosco	Peperoni rossi
Arancia	Funghi	Petto di
Asparagi	Gamberi	Tacchino
Avocado	Grano saraceno	Pomodori
Banana	soffiato	Pomodori
Broccoli	Latte di cocco	ciliegini
Carote	Latte scremato	Prezzemolo
Cavolfiore	Lattuga	Rapa
Cavolo nero	Lenticchie	Rucola
Cetriolo	Lime	Salmone, filetti
Cicoria	Limoni	Scalogno
Cioccolato 85%	Macinato di manzo	Sedano
Cipolle rosse	Mirtilli	Sedano rapa
Filetto di manzo	Mozzarella	Spinaci novelli
Fiocchi d'avena	Parmigiano	Trota, filetto
Fragole	Peperoncino	Uova
	Peperoni Gialli	Yogurt Greco

SETTIMANA 2 – FASE 2 – PIANO ALIMENTARE

Lunedì
Colazione: Pancake Morbidi ai Mirtilli
Spuntino: Succo Sirt
Pranzo: Spiedini alla Caprese
Spuntino: 2 quadratini di cioccolato fondente
Cena: Salmone al Forno con Verdurine in Padella

Martedì
Colazione: Omelette ai Funghi
Spuntino: 2 quadratini di cioccolato fondente
Pranzo: Trota con Verdure Arrostite
Spuntino: Smoothie Fragola e Banana
Cena: Peperoni Ripieni

Mercoledì
Colazione: Parfait alla Vaniglia con Frutti di Bosco
Spuntino: Succo Sirt
Pranzo: Tacchino in Insalata alla Senape
Spuntino: 2 quadratini di cioccolato fondente
Cena: Vellutata di Funghi con Pollo

Giovedì
Colazione: Uova Strapazzate Con Pomodori Ciliegini
Spuntino: Succo Sirt
Pranzo: Insalata di Gamberi Limone e Zenzero
Spuntino: Smoothie ai Mirtilli
Cena: Spiedini di Pollo al Limone con Peperonata Veloce

Venerdì
Colazione: Avena con Fragole e Cioccolato
Spuntino: Succo Sirt
Pranzo: Salmone alla Curcuma con Lenticchie Piccanti
Spuntino: 2 quadratini di cioccolato fondente
Cena: Terrina Cremosa di Pollo e Broccoli

Sabato
Colazione: Tortino al Cioccolato in Tazza
Spuntino: Succo Sirt
Pranzo: Filetto in Insalata all'Asiatica
Spuntino: 2 quadratini di cioccolato fondente
Cena: Tacchino Cremoso con Asparagi

Domenica
Colazione: Pancake alla Vaniglia e Banana
Spuntino: Succo Sirt
Pranzo: Bowl di Pollo Saporita
Spuntino: 2 quadratini di cioccolato fondente
Cena: Polpettine Vegetariane all'Indiana

Nota. Per la colazione vengono proposte soluzioni dolci e soluzioni salate per andare incontro a tutte le esigenze. E' possibile avere solo colazioni dolci o solo salate, nel caso siano di tuo gusto, ripetendo semplicemente le ricette proposte per la settimana e tralasciando quelle non gradite.

SETTIMANA 3 – FASE 2 – LISTA DELLA SPESA

Importante: Il piano ti consente di scegliere quali succhi inserire giornalmente. Sarà inoltre possibile utilizzare le ricette per la colazione in base al proprio gusto (dolce o salato). Aggiornare la lista della spesa di conseguenza.

<table>
<tr><td>Arancia</td><td>Funghi</td><td>Pomodori</td></tr>
<tr><td>Avocado</td><td>Grano saraceno</td><td>Pomodori ciligini</td></tr>
<tr><td>Banana</td><td>Latte scremato</td><td></td></tr>
<tr><td>Carciofi</td><td>Lattuga</td><td>Prezzemolo</td></tr>
<tr><td>Carote</td><td>Limoni</td><td>Ricotta</td></tr>
<tr><td>Cavolini di Bruxelles</td><td>Melanzane</td><td>Rucola</td></tr>
<tr><td>Cavolo nero</td><td>Menta</td><td>Salmone, filetto</td></tr>
<tr><td>Ceci</td><td>Mirtilli</td><td>Scalogno</td></tr>
<tr><td>Cipolle rosse</td><td>Mozzarella</td><td>Sedano</td></tr>
<tr><td>Concentrato di pomodoro</td><td>Parmigiano</td><td>Spinaci</td></tr>
<tr><td></td><td>Pasta di Miso</td><td>Tonno, filetto fresco</td></tr>
<tr><td>Feta</td><td>Patate dolci</td><td></td></tr>
<tr><td>Filetto di manzo</td><td>Peperoncino</td><td>Tortillas integrali</td></tr>
<tr><td>Fiocchi d'avena</td><td>Petto di pollo</td><td>Uova</td></tr>
<tr><td>Formaggio, es. Asiago</td><td>Petto di tacchino</td><td>Yogurt Greco</td></tr>
<tr><td>Frutti di bosco</td><td></td><td></td></tr>
</table>

SETTIMANA 3 – FASE 2 – PIANO ALIMENTARE

Lunedì
Colazione: Terrina con Mirtilli e Noci
Spuntino: Succo Sirt
Pranzo: Stufato di Gamberi al Pomodoro
Spuntino: Granola al Grano saraceno
Cena: Fajitas di Tacchino

Martedì
Colazione: Porridge al Cocco e Cioccolato
Spuntino: Succo Sirt
Pranzo: Filetto all'Arancia e Insalata di Rucola Semplice
Spuntino: 2 quadratini di cioccolato fondente
Cena: Salmone Saporito con Cavolini di Bruxelles e Riso Basmati

Mercoledì
Colazione: Pancake alla Vaniglia e Banana
Spuntino: Succo Sirt
Pranzo: Polpettine Vegetariane all'Indiana
Spuntino: Smoothie ai Mirtilli
Cena: Pollo Glassato al Sesamo con Spadellata di Verdure Piccanti

Giovedì
Colazione: Uova Strapazzate Con Pomodori Ciliegini
Spuntino: Succo Sirt
Pranzo: Insalata di Ricotta e Cavolini di Bruxelles
Spuntino: 2 quadratini di cioccolato fondente
Cena: Filetto di Tonno al Sesamo con Cuori di Carciofo

Venerdì
Colazione: Pancake Morbidi ai Mirtilli
Spuntino: Succo Sirt
Pranzo: Salmone al Forno con Verdurine in Padella
Spuntino: Mousse al Cioccolato
Cena: Stufato Speziato con Patate e Spinaci

Sabato
Colazione: Tortino al Cioccolato in Tazza
Spuntino: Succo Sirt
Pranzo: Insalata di Ceci con Zucca Arrostita
Spuntino: 2 quadratini di cioccolato fondente
Cena: Torri di Melanzane

Domenica
Colazione: Parfait alla Vaniglia con Frutti di Bosco
Spuntino: Succo Sirt
Pranzo: Tacchino in Insalata alla Senape
Spuntino: Mousse al Mango con Gocce di Cioccolato
Cena: Frittata Greca con Melanzane all'Agliata

Nota. Per la colazione vengono proposte soluzioni dolci e soluzioni salate per andare incontro a tutte le esigenze. E' possibile avere solo colazioni dolci o solo salate, nel caso siano di tuo gusto, ripetendo semplicemente le ricette proposte per la settimana e tralasciando quelle non gradite.

SETTIMANA 4 – FASE 3 – RIEPILOGO "TRANSIZIONE"

Dopo aver completato con successo la Fase 1 e la Fase 2, la Fase 3 imposterà una transizione verso una normale e sana alimentazione ricca di sirtuine.

Settimana 4: con 1 succo Sirt al giorno, 2 spuntini, 3 pasti solidi.

SETTIMANA 4 – TRANSIZIONE – LISTA DELLA SPESA

<u>Importante:</u> Il piano ti consente di scegliere quali succhi inserire giornalmente. Sarà inoltre possibile utilizzare le ricette per la colazione in base al proprio gusto (dolce o salato). Aggiornare la lista della spesa di conseguenza.

Avocado	Gamberi	Peperoni rossi
Banana	Funghi	Petto di pollo
Broccoli	Grano saraceno	Pomodori
Burro d'arachidi	Lattuga	Prezzemolo
Cavolini di Bruxelles	Lenticchie	Ricotta
Ceci	Macinato di manzo	Rucola
Cicoria	Macinato di pollo	Spalla di agnello
Cipolle rosse	Mirtilli	Spinaci
Cocco rapè	Mozzarella	Spinaci novelli
Datteri	Panini integrali	Tonno, filetto fresco
Farina di mandorle	Parmigiano	Uova
Fiocchi d'avena	Patate	Vino rosso
Formaggio, es. Asiago	Patate dolci	Zucca Butternut
Fragole	Patate novelle	

SETTIMANA 4 – FASE 3 – PIANO ALIMENTARE

Lunedì
Colazione: Porridge al Cocco e Cioccolato
Spuntino: Barretta Energetica alle Noci
Pranzo: Tacchino Cremoso con Asparagi
Spuntino: Succo Sirt
Cena: Dahl Speziato con Riso Basmati

Martedì
Colazione: Parfait alla Vaniglia con Frutti di Bosco
Spuntino: Succo Sirt
Pranzo: Burger di Pollo al Limone
Spuntino: Mousse al Cioccolato
Cena: Filetto di Tonno al Sesamo con Cuori di Carciofo e Patata Dolce al Cartoccio

Mercoledì
Colazione: Terrina con Mirtilli e Noci
Spuntino: Mousse al Mango con Gocce di Cioccolato
Pranzo: Bowl di Pollo Saporita
Spuntino: Succo Sirt
Cena: Filetto di Tonno al Limone con Patate Novelle

Giovedì
Colazione: Frittelle Salate
Spuntino: Succo Sirt
Pranzo: Vellutata di Broccoli e Patate con Pollo Croccante
Spuntino: Mousse al Cioccolato
Cena: Salmone al Forno con Verdurine in Padella

Venerdì
Colazione: Pancake Morbidi ai Mirtilli
Spuntino: Succo Sirt
Pranzo: Filetto di Tonno al Sesamo con Cuori di Carciofo
Spuntino: Mousse al Cioccolato
Cena: Tajine di Agnello, Zucca Butternut e Datteri

Sabato
Colazione: Avena con Fragole e Cioccolato (richiede preparazione la sera prima)
Spuntino: Succo Sirt
Pranzo: Terrina Cremosa di Pollo e Broccoli e Patata Dolce al Cartoccio
Spuntino: Granola di Grano Saraceno e 150g yogurt greco
Cena: Quiche agli Spinaci

Domenica
Colazione: Pancake alla Vaniglia e Banana
Spuntino: Succo Sirt
Pranzo: Insalata di Ricotta e Cavolini di Bruxelles
Spuntino: Palline al Cacao
Cena: Stufato di Pollo alla Messicana

Nota. Per la colazione vengono proposte soluzioni dolci e soluzioni salate per andare incontro a tutte le esigenze. E' possibile avere solo colazioni dolci o solo salate, nel caso siano di tuo gusto, ripetendo semplicemente le ricette proposte per la settimana e tralasciando quelle non gradite.

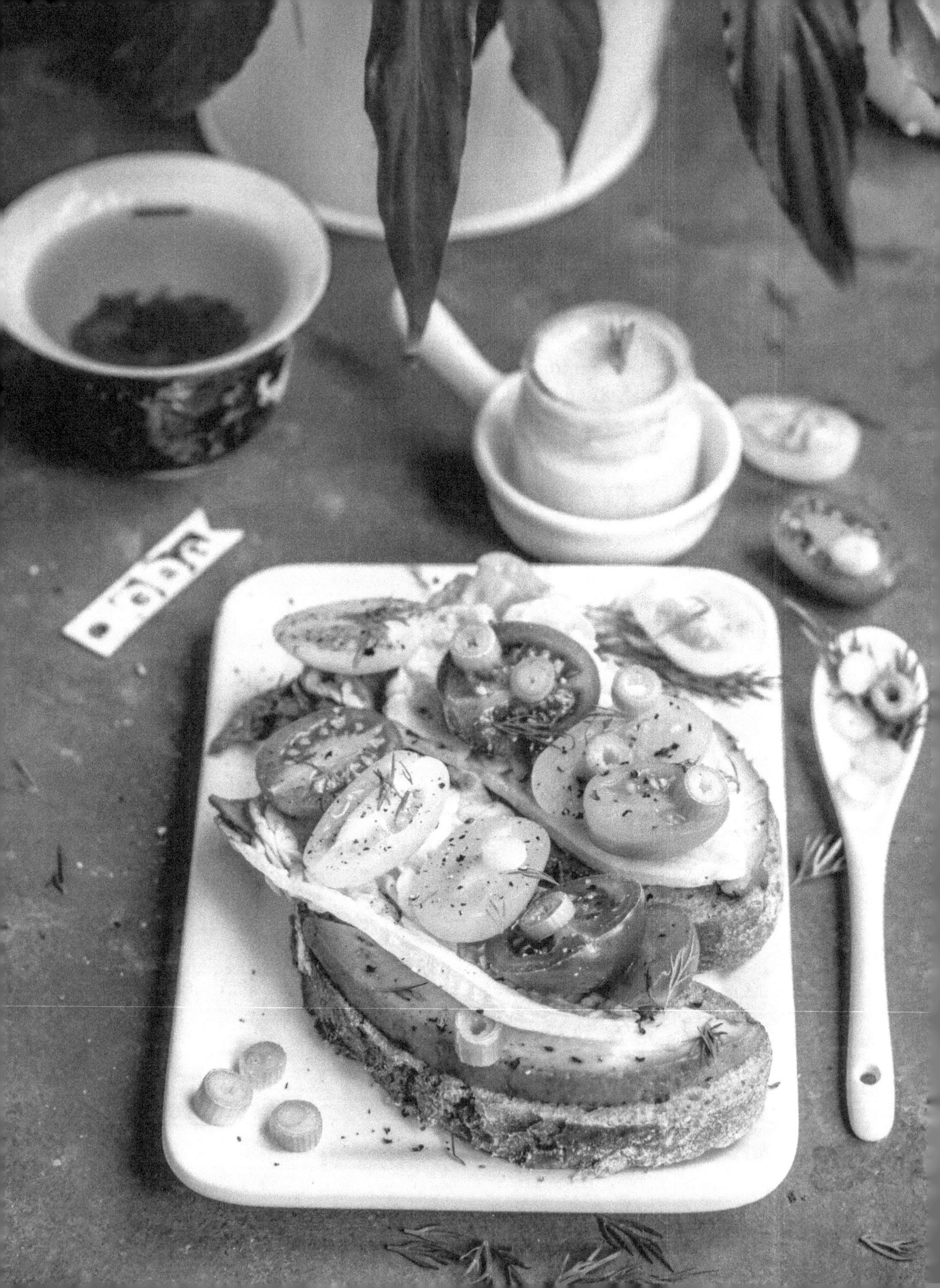

RICETTE DEL PIANO ALIMENTARE

I Valori Nutrizionali si intendono per porzione.

COMPILATION DI SUCCHI SIRT

Qui sotto una compilation di 24 differenti ricette tra le quali scegliere il tuo succo Sirt. Decidi la tua preferita, provale tutte!

Ricetta 1:
1 pompelmo
½ limone
½ spirulina
Acqua gassata

Ricetta 2 :
2 mele
¼ cavolo
½ finocchio
3 foglie di menta

Ricetta 3 :
2 mele
1 cetriolo
2 cm zenzero
3 foglie di menta

Ricetta 4 :
2 mele
¼ lattuga
½ limone
½ cucchiaino tè matcha

Ricetta 5 :
2 mele
2 foglie di cavolo nero
1 gambo di sedano
½ cetriolo
½ barbabietola

Ricetta 6:
1 cetriolo
2 mele
2 cm zenzero
2 foglie di menta
Ricetta 7:

Ricetta 7 (continua):
1 cetriolo
2 pere
½ limone
Manciata di prezzemolo

Ricetta 8:
1 cetriolo
3 pomodori
Manciata di prezzemolo
½ limone

Ricetta 9:
1 cetriolo
1 mela
1 gambo di sedano
½ limone

Ricetta 10:
Manciata di prezzemolo
½ mela
4 cimette di broccoli
½ pompelmo

Ricetta 11:
8 cimette di broccoli
Manciata di prezzemolo
3 mele

Ricetta 12:
8 cimette di broccoli broccoli
2 gambi di sedano
2 pere

Ricetta 13:
200g spinaci
2 gambi di sedano
2 arance

Ricetta 14:
8 cimette di broccoli
2 pompelmi
½ cucchiaino tè matcha

Ricetta 15:
2 foglie di cavolo nero
2 mele
½ cetriolo

Ricetta 16:
Manciata di prezzemolo
¼ cavolo
½ cetriolo
½ melone

Ricetta 17:
½ lattuga
2 mele
½ limone
100g spinaci

Ricetta 18:
Manciata di prezzemolo
1 limone
5 pomodori

Ricetta 19:
200g spinaci
2 foglie di menta
½ ananas

Ricetta 20:
2 pompelmi
¼ cavolo rosso
½ cucchiaino tè matcha

Ricetta 21:
2 pompelmi
½ finocchio
1 mela
3 foglie di menta

Ricetta 22:
1 pompelmi
½ cetriolo
1 sedano
2 foglie di menta

Ricetta 23:
1 arancia
1 carota
1 cetriolo
1 gambo di sedano

Ricetta 24:
1 arancia
1 carota
1 gambo di sedano
2 cm zenzero

DOSI: 2 persone • TEMPO DI PREPARAZIONE: 5 minuti

Scegli una ricotta tra quelle qui sopra. Aggiungi tutti gli ingredienti in un estrattore, seguendo le istruzioni. Nel caso non ne avessi uno, utilizza un normale frullatore e poi filtra con un filtro per latte vegetale. Versa in due bicchieri e servi.

La seconda porzione può essere tenuta in frigorifero fino al giorno successivo.

VALORI NUTRIZIONALI
Calorie: 32kcal, Grassi 0.5 g, Carboidrati 6.5 g, Proteine 1 g

COLAZIONE

AVENA CON FRAGOLE E CIOCCOLATO

DOSI: 1 persona • TEMPO DI PREPARAZIONE: 5 minuti + 8 ore

INGREDIENTI
- 40g fiocchi di avena
- 120ml latte di mandorla, senza zucchero
- 2 cucchiai di yogurt magro
- 150g di fragole
- 1 cucchiaino di miele
- 1 quadretto di cioccolato fondente 85%

Mescolare l'avena e il latte in un contenitore e lasciare riposare in frigorifero per una note.

Al mattino guarnire con yogurt, miele, fragole e il cioccolato spezzettato.

Può essere preparata in anticipo e lasciata fino a 3 giorni nel frigo in contenitori ermetici.

VALORI NUTRIZIONALI
Calorie: 258, Grassi: 3.3g, Carboidrati: 29.8g, Proteine: 13.6g

FRITTELLINE SALATE

DOSI: 4 persone • TEMPO DI PREPARAZIONE: 25 minuti

INGREDIENTI
 1 zucchina, grattugiata
 1 carota, grattugiata
 1 cipolla rossa, grattugiata
 2 cucchiai di farina di grano saraceno
 2 uova
 ½ cucchiaino di curcuma
 2 cucchiaini di olio extravergine d'oliva

Mescolare le verdure grattugiare con le uova, sale e pepe.

Aggiungere la farina poco per volta per non creare grumi.

Scaldare una padella con l'olio e quando molto calda cuocere l'impasto a cucchiaiate per 2/3 minuti per lato.

Si conservano fino a 3gg in frigorifero.

VALORI NUTRIZIONALI
Calorie: 207, Carboidrati: 35.6g, Grassi: 3.1g, Proteine: 10.3g

OMELETTE AI FUNGHI

DOSI: 1 persona • TEMPO DI PREPARAZIONE: 20 minuti

INGREDIENTI
 2 uova

 10ml latte scremato

 1 cucchiaino olio extra vergine d'oliva

 ½ cipolla rossa, a pezzi

 200g funghi freschi, a pezzi

In una ciotola sbattere le uova con latte, sale e pepe.

In una padella riscaldare l'olio, versare i funghi tagliati a pezzi e lasciare cuocere a fuoco vivace per 3 minuti.

Aggiungere poco sale e pepe a piacere e lasciare cuocere altri 5 minuti. Spostare in un piatto.

Nella stessa padella ancora calda e con fuoco medio versare il composto di uova.

Lasciare rapprendere 2 minuti, quindi versare i funghi in una metà e appena possibile richiudere su se stessa l'omelette.

Servire subito.

VALORI NUTRIZIONALI
Calorie 151, Grassi 6.2 g, Carboidrati 5.6 g, Proteine 10.3 g

PANCAKE ALLA VANIGLIA E BANANA

DOSI: 2 persone • TEMPO DI PREPARAZIONE: 25 minuti

INGREDIENTI
  1 uovo più 1 albume
  1 banana
  2 cucchiaini miele
  100g di fiocchi d'avena
  1 pizzico di bicarbonato
  1 pizzico di sale
  1 cucchiaino estratto di vaniglia
  100g latte di mandorla, senza
zucchero

Mettere mezza banana, avena, uova, vaniglia, bicarbonato e sale in un frullatore e frullare fino a ottenere un composto liscio.

Lasciare riposare 10 minuti.

Riscaldare una padella e cuocere l'impasto poco per volta come pancake.

Guarnire con la restante mezza banana e il miele e servire.

VALORI NUTRIZIONALI
Calorie: 232, Grassi: 5.3g, Carboidrati: 22.8g, Proteine: 18.6g

PANCAKE MORBIDI AI MIRTILLI

DOSI: 2 persone • TEMPO DI PREPARAZIONE: 20 minuti

INGREDIENTI
- 1 uovo
- 100g farina integrale
- 25g farina di grano saraceno
- 100ml latte scremato
- 200g mirtilli
- 2 cucchiaini miele

Mescolare le farine in una ciotola, aggiungere il tuorlo e mescolare fino a ottenere un impasto molto denso.

Aggiungere il latte poco a poco e mescolare bene per evitare grumi.

In un'altra ciotola, montare a neve i bianchi d'uovo e mescolarli delicatamente all'impasto facendo attenzione a non farli smontare.

Scaldare una padella e formare piccoli pancake da 10cm di diametro.

Cuocerli 2 minuti per lato fino a che dorati. Ripetere fino ad esaurire la pastella a disposizione.

Dividere i pancake in due piatti, guarnire ogni piatto con un cucchiaino di miele e la metà dei mirtilli e servire.

VALORI NUTRIZIONALI
Calorie: 272, Grassi: 4.3g, Carboidrati: 26.8g, Proteine: 23.6g

PARFAIT ALLA VANIGLIA CON FRUTTI DI BOSCO

DOSI: 1 persona • TEMPO DI PREPARAZIONE: 5 minuti

INGREDIENTI

150g di yogurt greco

1 cucchiaino miele

200g di frutti di bosco anche surgelati

1 cucchiaio granola di grano saraceno

1 punta estratto di vaniglia

Mescolare yogurt, estratto di vaniglia e miele.

Alternare lo yogurt con i frutti di bosco in un bicchiere stretto e alto e guarnire con la granola.

I frutti di bosco surgelati sono perfetti se questa ricetta viene fatta in anticipo in quanto rilasciano i loro succhi nello yogurt, rendendolo ancora più gustoso.

Per quanto riguarda la granola, utilizzare la ricotta presente in questo libro.

VALORI NUTRIZIONALI

Calorie: 318, Grassi: 5.4g, Carboidrati: 22.8g, Proteine: 21.9g

PORRIDGE AL COCCO E CIOCCOLATO

DOSI: 2 persone • TEMPO DI PREPARAZIONE: 12 minuti

INGREDIENTI

60g fiocchi di avena

100ml acqua

100ml latte scremato

10g cocco disidratato

10g cioccolato 85% in scaglie

1 cucchiaino di miele

Mescolare l'avena con il latte e l'acqua in un pentolino e far cuocere qualche minuto fino al raggiungimento di una consistenza cremosa.

Togliere dal fuoco, aggiungere il miele.

Suddividere in due porzioni e guarnire con cocco e cioccolato.

Può essere gustato caldo (più cremoso) o freddo dopo qualche ora in frigo (la consistenza sarà quella di un semifreddo).

VALORI NUTRIZIONALI

Calorie: 194, Carboidrati 18.2g, Grassi: 11.4g, Proteine: 7.1g

TERRINA CON MIRTILLI E NOCI

DOSI: 4 persone • TEMPO DI PREPARAZIONE: 35 minuti

INGREDIENTI
   100g fiocchi d'avena
   200g latte di mandorla, senza zucchero
   1 banana, matura e schiacciata
   1 punta estratto di vaniglia
   12 noci, a pezzi
   200g mirtilli
   Per servire, 100g di yogurt magro a porzione

Scaldare il forno a 200°.

Mescolare fiocchi d'avena, latte, vaniglia, banana, mirtilli e noci in una ciotola.

Mettere il miscuglio in una teglia foderata di carta forno e cuocere per 30 minuti.

Lasciar raffreddare, spezzettare e servire con lo yogurt.

VALORI NUTRIZIONALI
Calorie: 308, Grassi: 5.3g, Carboidrati: 35.8g, Proteine: 15.6g

TORTINO AL CIOCCOLATO IN TAZZA

DOSI: 1 persona • TEMPO DI PREPARAZIONE: 7 minuti

INGREDIENTI
   1 uovo
   5g burro d'arachidi
   30ml latte scremato
   5 gocce dolcificante liquido
   10g farina di grano saraceno
   30g farina d'avena
   2g lievito per dolci
   10g cioccolato 85%

Sbattere le uova con il burro d'arachidi e il dolcificante.

Aggiungere le farine e mescolare bene.

Trasferire in una tazza alta tipo mug e distribuire il cioccolato.

E' possibile inserirlo all'interno dell'impasto per avere un cuore fondente oppure spezzettarlo e spargerlo sopra.

Cuocere nel microonde a massima potenza a intervalli di 30 secondi per 1 minuto e mezzo.

VALORI NUTRIZIONALI
Calorie: 270, Grassi: 4.3g, Carboidrati: 19.8g, Proteine: 22g

UOVA STRAPAZZATE CON POMODORI CILIEGINI

DOSI: 1 persona • TEMPO DI PREPARAZIONE: 5 minuti

INGREDIENTI
2 uova
1 cucchiaio Parmigiano
120g pomodori ciliegini

Mettere le uova con il formaggio e un pizzico di sale e pepe in un contenitore altro.

Mescolare con una forchetta e cuocere 30 secondi nel microonde.

Estrarre il contenitore, mescolare e cuocere altri 45-60 secondi.

Servire su un piatto con i pomodori ciliegini divisi a metà.

Le uova possono naturalmente essere preparare in modo tradizionale all'interno di una padella ben calda, continuando a mescolare fino a che raggiungono la consistenza desiderata.

VALORI NUTRIZIONALI
Calorie: 278, Grassi: 5.4g, Carboidrati: 12.8g, Proteine: 18.9g

BOWL DI POLLO SAPORITA

DOSI: 2 persone • TEMPO DI PREPARAZIONE: 30 minuti

INGREDIENTI
300g petto di pollo
1 cucchiaino cipolla in polvere
1 cucchiaino aglio in polvere
400ml brodo
200g spinaci novelli
½ lime
2 cucchiaini olio extra vergine d'oliva
1 avocado maturo
200g pomodori ciliegini

Mettere il petto di pollo intero in una pentola con sale, pepe, cipolla e aglio. Aggiungere il brodo caldo, portare a ebollizione e cuocere per 30 minuti circa con il coperchio fino a che la carne comincia a disfarsi.

Rimuovere la carne dalla pentola, lasciarla raffreddare pochi minuti e poi sfilacciarla con una forchetta.

Disporre gli spinaci novelli in una ciotola, aggiungere il pollo, mezzo avocado a fettine, i pomodori ciliegini tagliati a metà.

Preparare il condimento mescolando olio, sale, pepe, lime e versarlo sulla ciotola appena prima di servire.

VALORI NUTRIZIONALI
Calorie 320, Grassi: 5.6g, Carboidrati 12.5 g, Proteine: 21.4g

BURGER DI TACCHINO SAPORITI

DOSI: 2 persone • TEMPO DI PREPARAZIONE: 20 minuti

INGREDIENTI
  300g macinato di tacchino
  ½ cipolla rossa, tritata
  1 spicchio d'aglio, spremuto
  1 manciata di prezzemolo
  ½ cucchiaino paprika
  200g rucola
  ½ arancia, spremuta
  2 cucchiaini di olio extravergine d'oliva
  200g pomodori datterini

Mettere macinato, cipolla, aglio, prezzemolo, sale, pepe, e paprika in una ciotola e mescolare bene. Formare due burger e lasciar riposare 5 minuti.

Scaldare una padella con l'olio e quando molto calda cuocere i burger 4 minuti per lato.

Sono molto gradevoli anche grigliati, se cucinati in questo modo aver cura di spennellare i burger con una goccia d'olio prima di porli sulla griglia.

Servire con un'insalata di rucola e pomodorini conditi con olio, sale, pepe e succo d'arancia.

VALORI NUTRIZIONALI
Calorie: 374 kcal, Grassi: 5.8g, Carboidrati: 18.1g, Proteine: 30.3g

BURGER DI POLLO AL LIMONE

DOSI: 2 persone • TEMPO DI PREPARAZIONE: 20 minuti

INGREDIENTI
   250g macinato di pollo
   ½ cipolla rossa, tritata finemente
   1 spicchio aglio, spremuto
   1 manciata prezzemolo, tritata
finemente
   Succo e buccia di mezzo limone
   2 foglie lattuga
   ½ pomodoro
   2 cucchiaini olio extra vergine d'oliva
   2 panini integrali

Mettere pollo, cipolla, aglio, prezzemolo, sale, pepe, scorza di limone e qualche goccia di succo in una ciotola e mescolare bene.

Formare due burger e lasciar riposare 5 minuti.

Scaldare una padella con l'olio e quando molto calda cuocere i burger 4 minuti per lato.

Sono molto gradevoli anche grigliati, se cucinati in questo modo aver cura di spennellare i burger con una goccia d'olio prima di porli sulla griglia.

Comporre i panini con la lattuga, il burger e il pomodoro a fette e servire.

VALORI NUTRIZIONALI
Calorie: 353 kcal, Grassi: 4.8g, Carboidrati: 28.1g, Proteine: 28.3g

COUS COUS COLORATO CON FAGIOLI DI SOIA

DOSI: 2 persone • TEMPO DI PREPARAZIONE: 25 minuti

INGREDIENTI
½ peperone giallo, a cubetti
½ peperone rosso, a cubetti
½ melanzana, a cubetti
100g fagioli di soia
1 cucchiaino curcuma
½ cipolla rossa, tritata
100g pomodori ciliegini, a metà
2 manciate prezzemolo, tritato
140g cous cous
2 cucchiaini olio extra vergine d'oliva

Lessare i fagioli di soia per 5 minuti e mettere da parte.

In una padella larga scaldare l'olio e quando molto caldo rosolare la cipolla per 3-4 minuti facendo attenzione a non farla bruciare.

Aggiungere i peperoni, mescolare e lasciare insaporire 1 minuto prima di aggiungere melanzane e pomodorini.

Tenendo il fuoco abbastanza altro, regolare di sale e cuocere per circa 7-8 minuti.

In una ciotola mettere il cous cous con la curcuma e ricoprirlo con 280g di acqua bollente salata. Lasciar assorbire l'acqua, sgranare con una forchetta e aggiungere alla padella con le verdure, aggiungere i fagioli di soia. Lasciare insaporire un paio di minuti.

Suddividere in due ciotole, guarire con il prezzemolo tritato e servire.

VALORI NUTRIZIONALI
Calorie 324 kcal Grassi 24.5 g Carboidrati 8 g Proteine 17.5

CURRY DI VERDURE

DOSI: 2 persone • TEMPO DI PREPARAZIONE: 45 minuti

INGREDIENTI
  1 cucchiaino olio di cocco
  ½ cipolla rossa, a pezzi
  1 cucchiaino aglio, tritato
  1 cm zenzero, tritato
  300g broccoli
  1 cucchiaio curry
  200g spinaci
  100ml latte di cocco
  2 cucchiaini salsa di soia
  ½ peperoncino
  1 manciata di prezzemolo, tritato

In una padella larga scaldare l'olio di cocco e quando molto caldo rosolare la cipolla per 3-4 minuti facendo attenzione a non farla bruciare.

Aggiungere aglio, peperoncino e zenzero, mescolare e lasciare insaporire 1 minuto prima di aggiungere i broccoli.

Abbassare il fuoco e continuare mescolando per 3-4 minuti.

Aggiungere il curry e gli spinaci continuando a mescolare per farli appassire.

Aggiungere il latte di cocco e la salsa di soia e lasciar sobbollire per circa 18minuti coperto con il coperchio, aggiungendo qualche cucchiaio di acqua calda nel caso la salsa si restringesse troppo.

Suddividere in due ciotole, guarire con il prezzemolo tritato e servire.

VALORI NUTRIZIONALI
Calorie 324 kcal Grassi 24.5 g Carboidrati 8 g Proteine 17.5 g

DAHL SPEZIATO CON RISO BASMATI

DOSI: 2 persone • TEMPO DI PREPARAZIONE: 45 minuti

INGREDIENTI
2 cucchiaino olio extra vergine d'oliva
mezza cipolla, tritata
2 spicchi d'aglio, spremuti
1 cm zenzero fresco
1 peperoncino, affettato finemente
1 cucchiaino curry
1 cucchiaino curcuma
1 punta di cannella
½ cucchiaino semi di cardamomo
½ cucchiaino semi di cumino
100g di lenticchie rosse
1 pomodoro, a pezzi
40g riso basmati

Cuocere le lenticchie in acqua bollente per 20-25 minuti finché quasi cotte.

Nel frattempo, cuocere il riso in un pentolino separato per 18 minuti, scolare e mettere da parte.

Scaldare una padella con l'olio e quando ben calda versare cannella, cipolla, aglio e zenzero e cuocere 3-4 minuti. Scolare le lenticchie quasi cotte e aggiungerle nella padella.

Mescolare bene per fare insaporire, aggiungere pomodoro, curcuma, curry, cardamomo e cumino e cuocere per qualche minuto finché tutti i sapori si sono amalgamati.

Servire il Dahl con il riso basmati di contorno.

VALORI NUTRIZIONALI
Calorie: 272, Grassi: 4.3g, Carboidrati: 26.8g, Proteine: 23.6g

FAJITAS DI TACCHINO

DOSI: 2 persone • TEMPO DI PREPARAZIONE: 25 minuti

INGREDIENTI
- 2 uova, sbattute
- 2 tortilla integrali
- 150g pomodori ciliegini
- 1 cipolla rossa, tritata
- 150g macinato di tacchino
- 40g formaggio grattugiato, es. Asiago
- 2 cucchiaini olio extra vergine d'oliva

Stufare la cipolla per 5 minuti in una padella con 1 cucchiaino di olio d'oliva.

Aggiungere le uova e mescolare continuamente fino a completare la cottura, si otterranno delle uova strapazzate molto leggere e spumose.

Mettere da parte e nella stessa padella, con il fuoco molto alto, versare il macinato di tacchino con sale e pepe e aver cura di girarlo continuamente fino a che risulta abbrustolito.

Spegnere il fuoco e mettere il formaggio sopra il macinato in modo che cominci a sciogliersi.

Riscaldare velocemente le tortilla su una padella (devono rimanere morbide), suddividere le uova e il macinato tra le due, richiudere e servire subito con i pomodori ciliegini in insalata conditi con olio e sale.

VALORI NUTRIZIONALI
Calorie: 353, Grassi: 4.8g, Carboidrati: 28.1g, Proteine: 28.3g

FILETTO ALL'ARANCIA

DOSI: 2 persone • TEMPO DI PREPARAZIONE: 15 minuti + 8 ore

INGREDIENTI
- 300g filetto di manzo
- 2 spicchi di aglio, spremuti
- 2 cucchiai olio extra vergine d'oliva
- Succo di ½ lime
- Succo di ½ arancia
- 2 manciate prezzemolo
- ½ cucchiaino cumino
- ½ peperoncino
- 2 cucchiai salsa di soia

Preparare la marinatura combinando tutti gli ingredienti: olio, succo di lime, succo di arancia, cumino, sale, pepe, peperoncino e prezzemolo tritati.

Tenere da parte 2 cucchiai della marinatura e versare il resto sulla carne che avrete messo in una terrina. Coprire la terrina con della pellicola e lasciare riposare in frigorifero per 8 ore.

Per cuocere nel migliore dei modi, togliere la carne dal frigo mezz'ora prima, scolarla dalla marinatura e asciugarla con della carta da cucina.

Far scaldare il grill o la padella fino a che ben rovente e cuocere il filetto secondo vostra preferenza. Terminata la cottura, lasciar riposare qualche minuto in un piatto, affettarlo, condirlo con la marinatura tenuta da parte e servire.

VALORI NUTRIZIONALI
Calorie: 353, Grassi: 4.8g, Carboidrati: 28.1g, Proteine: 28.3g

FILETTO DI TONNO AL LIMONE CON PATATE NOVELLE

DOSI: 2 persone • TEMPO DI PREPARAZIONE: 35 minuti

INGREDIENTI
- 400g filetto di tonno a fette
- 400g patate novelle
- 1 spicchio d' aglio, spremuto
- 1 cucchiaino timo
- ½ cucchiaino origano
- 1 cucchiaino rosmarino
- 1 limone
- 2 cucchiaini olio extra vergine d'oliva

Accendere il forno a 200°. Nel frattempo marinare il tonno con 1 cucchiaino d'olio, timo, origano, il succo di mezzo limone, sale e pepe.

Lavare molto bene le patate novelle, lasciare la buccia e tagliarle a metà. Condirle con il rimanente olio, sale, pepe e rosmarino.

Metterle in una teglia in modo che siano su un solo strato e cuocerle per 12 minuti.

Tagliare il restante mezzo limone a fette e disporle sul tonno. Se nella teglia delle patate c'è abbastanza posto, rimuoverla e aggiungere le fette di tonno, altrimenti usare una teglia a parte.

Cuocere tonno e patate per circa 10 minuti e servire immediatamente.

VALORI NUTRIZIONALI
Calorie: 305, Grassi: 5.5g, Carboidrati: 34.2g, Proteine: 23.7g

FILETTO DI TONNO AL SESAMO CON CUORI DI CARCIOFO

DOSI: 2 persone • TEMPO DI PREPARAZIONE: 35 minuti

INGREDIENTI

- 300g filetto di tonno, a fette
- 2 cucchiai sesamo bianco
- 2 cucchiai sesamo nero
- 1 cucchiaino olio di sesamo
- 2 carciofi
- 2 cucchiaini olio extra vergine d'oliva
- Succo di mezzo limone
- 1 spicchio d'aglio
- 1 manciata di prezzemolo

Lavare accuratamente i Carciofi. Scartare le foglie esterne, rimuovere la barba interna e tagliarli a fette molto fini. Riscaldare una padella con olio e lo spicchio di aglio intero.

Lasciare insaporire un paio di minuti quindi rimuovere lo spicchio d'aglio.

Aggiungere i carciofi, il succo di limone, sale e pepe e cuocere 5-10 minuti finché teneri. Mettere da parte.

Mescolare i semi di sesamo e premerli sulla superficie del tonno per farli aderire.

Riscaldare una padella con l'olio di sesamo e quando molto calda scottare il tonno per 1-2 minuti massimo per lato.

Servire il tonno con i contorno di carciofi.

VALORI NUTRIZIONALI

Calorie: 353, Grassi: 4.8g, Carboidrati: 28.1g, Proteine: 28.3g

FILETTO IN INSALATA ALL'ASIATICA

DOSI: 2 persone • TEMPO DI PREPARAZIONE: 25 minuti

INGREDIENTI
   3 cucchiaini olio extra vergine d'oliva
   300g filetto di manzo
   ½ cipolla rossa, a rondelle
   ½ cetriolo, a fette
   150g pomodori ciliegini
   200g lattuga
   1 manciata prezzemolo
   1 cucchiaio salsa di soia
   ½ peperoncino
   3 cucchiai succo di limone

Spremere l'aglio, mescolarlo con il peperoncino a fettine sottili, al prezzemolo tritato, 2 cucchiaini d'olio e la salsa di soia. Questo sarà il condimento.

Preparare l'insalata disponendo la lattuga sul fondo di una ciotola mono porzione, aggiungere le fettine di cipolla e i pomodorini tagliati a metà.

Riscaldare una padella a fuoco alto.

Spennellare il restante olio sul filetto, condire con sale e pepe e cucinare secondo il grado di cottura desiderato.

Lasciare riposare il filetto qualche minuto prima di tagliarlo.

Condire l'insalata con il condimento preparato il precedenza, aggiungere le fettine di filetto e servire.

VALORI NUTRIZIONALI
Calorie 262, Grassi 12 g , Carboidrati 15.2 g Proteine 25.2 g

FRITTATA DI CIPOLLE ROSSE CON ZUCCHINE PICCANTI

DOSI: 2 persone • TEMPO DI PREPARAZIONE: 35 minuti

INGREDIENTI
- 2 cipolle rosse, affettate finemente
- 3 uova + 2 albumi
- 50g parmigiano
- 1 cucchiaino latte
- 3 zucchine, a cubetti
- 2 cucchiaini olio extravergine d'oliva
- 2 spicchi aglio, uno intero e uno spremuto
- ½ peperoncino, affettato
- 1 cucchiaino aceto bianco

Scaldare il forno a 180°C.

Nel frattempo, tagliare le zucchine a fette sottili e grigliarle. Mescolare l'aglio spremuto con l'aceto, 1 cucchiaino d'olio, sale, pepe e peperoncino. Versare sulle zucchine grigliate e lasciare insaporire.

In una padella molto calda rosolare la cipolla per 5 minuti con 1 cucchiaino d'olio e lo spicchio d'aglio intero.

In una ciotola, aggiungere uova, albumi, latte, sale e pepe e sbattere bene con una frusta. Rimuovere l'aglio, versare le cipolle in una teglia da forno e versare sopra le uova. Spolverare con il parmigiano e infornare. Cuocere la frittata per circa 20-25 minuti finché dorata.

Servire la frittata con le zucchine.

VALORI NUTRIZIONALI
Calorie: 398, Grassi: 7.1g, Carboidrati: 21.1g, Proteine: 25.7g

FRITTATA GRECA CON MELANZANE ALL'AGLIATA

DOSI: 2 persone • TEMPO DI PREPARAZIONE: 35 minuti

INGREDIENTI
- 4 zucchine grattugiate
- 3 uova
- 100g feta
- 2 cucchiai latte
- 2 foglie di menta, tritate
- 1 melanzana
- 2 cucchiai olio extra vergine d'oliva
- 1 spicchio d'aglio, spremuto
- 1 cucchiaino aceto balsamico

Scaldare il forno a 180°. Tagliare la melanzana a fette sottili, salare e lasciar riposare.

Mescolare le zucchine grattugiate con un pizzico di sale e lasciare qualche minuto in un colino finché hanno perso parte dell'acqua di vegetazione.

Dopo 10 minuti strizzarle e metterle in una ciotola. Aggiungere le uova, la feta sbriciolata, sale, pepe, menta, mescolare bene e versare in una teglia di silicone. Cuocere 25-30 minuti nel forno.

Asciugare le fette di melanzana con carta da cucina e grigliarle velocemente su una griglia ben calda.

Mescolare aglio, olio, sale, pepe e aceto balsamico e versare il condimento sulle melanzane.

Servire la frittata a fette con contorno di melanzane.

VALORI NUTRIZIONALI
Calorie: 359, Grassi: 7.8g, Carboidrati: 18.1g, Proteine: 21.3g

FRITTELLE DI SALMONE

DOSI: 4 persone • TEMPO DI PREPARAZIONE: 25 minuti

INGREDIENTI
- 300g salmone al naturale, in scatola
- 2 cucchiai farina integrale
- 1 spicchio d'aglio, spremuto
- ½ cipolla, tritata
- 1 uovo
- 1 manciata aneto, tritato
- 2 cucchiaini olio extravergine di oliva
- 200g rucola
- 1 cucchiaino succo limone

In una ciotola mescolare salmone spezzettato, cipolla, aglio, uovo, aneto, sale e pepe. Aggiungere la farina e mescolare bene per non creare grumi.

Scaldare una padella con 1 cucchiaino d''olio e quando molto calda cuocere l'impasto a cucchiaiate per 2/3 minuti per lato.

Servire su un letto di rucola condita con 1 cucchiaino d'olio, sale, pepe e qualche goccia di limone.

VALORI NUTRIZIONALI
Calorie: 320, Carboidrati: 18.6g, Grassi: 6.1g, Proteine: 27.3g

INSALATA CON FORMAGGIO DI CAPRA, MIRTILLI ROSSI E NOCI

DOSI: 2 persone • TEMPO DI PREPARAZIONE: 10 minuti

INGREDIENTI
  2 cucchiai mirtilli rossi disidratati
  6 noci, a pezzi
  200g lattuga
  100g rucola
  100g spinaci novelli
  1 cucchiaio aceto balsamico
  1 cucchiaino senape
  120g formaggio di capra
  2 cucchiaini olio extra vergine d'oliva

Mescolare lattuga, rucola e spinaci novelli.

Mischiare olio, senape, sale, pepe e aceto, condire l'insalata mescolando molto bene.

Trasferire su un piatto da portata..

Spezzettare sopra il formaggio di capra, quindi distribuire i mirtilli rossi e le noci e servire.

VALORI NUTRIZIONALI
Calorie: 250 Grassi: 20.9g Proteine: 20.3g Carboidrati: 3.4g

INSALATA DI CARCIOFI CRUDI

DOSI: 2 persone • TEMPO DI PREPARAZIONE: 20 minuti

INGREDIENTI
  2 carciofi
  Succo di 1 limone
  1 cucchiaino olio extra vergine
d'oliva

Lavare bene i carciofi.

Rimuovere le foglie esterne e la barba se presente.

Tagliarli a fette sottili e metterli a bagno in acqua e limone affinché non diventino neri.

Appena prima di servire scolarli e condirli con olio, sale e pepe.

VALORI NUTRIZIONALI
Calorie: 100 Grassi: 3.9g Proteine: 3.3g Carboidrati: 13.4g

INSALATA DI CECI CON ZUCCA ARROSTITA

DOSI: 2 persone • TEMPO DI PREPARAZIONE: 50 minuti

INGREDIENTI
- 1 lattina di ceci, scolati e risciacquati
- 300g zucca
- 200g cavolo nero
- 2 cucchiaini olio extravergine d'oliva
- Succo di mezzo limone
- 2 spicchi di aglio
- 1 mela verde
- ½ cucchiaino miele

Riscaldare il forno a 200°C. Tagliare la zucca a cubetti di media dimensione, metterli su una teglia da forno, aggiungere i ceci, l'aglio spremuto, 1 cucchiaino d'olio, sale e pepe e mescolare bene prima di infornare per 25 minuti.

Tagliare il cavolo nero molto fine rimuovendo i gambi più duri e condirlo con sale, pepe, limone, miele e olio.

Mescolare bene e lasciare riposare in modo che si ammorbidisca.

Quando zucca e ceci sono pronti, lasciarli risposare una decina di minuti.

Tagliare la mela verde a fettine sottili, all'ultimo minuto in modo che non annerisca, e mescolarla al cavolo nero.

Aggiungere zucca e ceci appena tiepidi e servire.

VALORI NUTRIZIONALI
Calorie: 353, Grassi: 4.8g, Carboidrati: 28.1g, Proteine: 28.3g

INSALATA DI GAMBERI LIMONE E ZENZERO

DOSI: 2 persone • TEMPO DI PREPARAZIONE: 15 minuti

INGREDIENTI
- 150g cicoria
- 50g rucola
- 50g spinaci novelli
- 2 cucchiaini olio extra vergine d'oliva
- 6 noci, a pezzi
- 1 avocado, a fette
- Succo di mezzo limone
- 300g gamberi
- 1 pizzico peperoncino
- 1 fettina zenzero fresco

Mescolare cicoria, spinaci novella e rucola e porli su un piatto da portata abbastanza largo.

Riscaldare una padella con un cucchiaio d'olio e quando molto calda cuocere i gamberi con aglio, zenzero, sale e pepe finché non sono più trasparenti (circa 5 minuti).

Frullare l'avocado con l'olio, il succo di limone, il peperoncino, sale e pepe e distribuire il condimento sopra l'insalata.

Aggiungere i gamberi e le noci e servire.

VALORI NUTRIZIONALI
Calorie: 353, Grassi: 4.8g, Carboidrati: 28.1g, Proteine: 28.3g

INSALATA DI RICOTTA E CAVOLINI DI BRUXELLES

DOSI: 2 persone • TEMPO DI PREPARAZIONE: 15 minuti

INGREDIENTI

250g cavolini di Bruxelles, affettati finemente

1 mela verde

½ cipolla rossa, a rondelle

8 noci, a pezzi

1 cucchiaino olio extra vergine d'oliva

1 cucchiaio succo di limone

1 cucchiai succo di arancia

150g ricotta

Mettere le rondelle di cipolla in una tazza, coprirle con acqua bollente e lasciare riposare qualche minuto. Scolarle e asciugarle con carta da cucina.

Questo rimuoverà il sapore pungente della cipolla.

Tagliare i cavolini sottilmente dopo aver rimosso le foglie più dure.

Tagliare la mela a bastoncini.

In una ciotola mescolare bene cavolini, mela, cipolla, olio, sale, pepe, succo di limone e di arancia.

Trasferire su un piatto da portata.

Distribuire la ricotta a cucchiaini e le noci a pezzi e servire.

VALORI NUTRIZIONALI

Calorie: 353, Grassi: 4.8g, Carboidrati: 28.1g, Proteine: 28.3g

INSALATA DI RUCOLA SEMPLICE

DOSI: 2 persone • TEMPO DI PREPARAZIONE: 10 minuti

INGREDIENTI
- 1 cipolla, a rondelle
- 1 cucchiaio aceto bianco
- 200g rucola
- 6 noci, a pezzi
- 1 manciata prezzemolo, tritato
- 1 spicchio d'aglio, spremuto
- 2 cucchiaini olio extra vergine d'oliva
- 1 cucchiaio succo di limone

In una ciotola coprire le rondelle di cipolla con acqua e aceto, lasciar riposare 5 minuti, scolare e asciugare con carta da cucina.

In un'insalatiera mescolare rucola, cipolla, noci, aglio, sale, pepe, succo di limone, prezzemolo e olio.

Servire.

VALORI NUTRIZIONALI
Calorie 200 Grassi 2 g Carboidrati 5 g Proteine 7 g

INSALATA DI SALMONE

DOSI: 2 persone • TEMPO DI PREPARAZIONE: 35 minuti

INGREDIENTI
- 1 dattero, a pezzetti
- 200g cicoria
- 50g rucola
- 1 cucchiaino olio extra vergine d'oliva
- 1 manciata prezzemolo, tritato
- 100g sedano, a fettine
- 6 noci, a pezzi
- 1 cucchiaio capperi
- mezza cipolla rossa, a rondelle
- ½ avocado, a fettine
- 1 cucchiaio succo di limone
- 200g salmone affumicato

Mescolare cicoria e rucola e disporle su un piatto da portata.

Distribuire cipolla, avocado, noci, capperi, sedano e prezzemolo.

Mescolare olio, succo di limone, sale e pepe e distribuire il condimento.

Aggiungere il salmone affumicato e servire.

VALORI NUTRIZIONALI
Calorie: 353, Grassi: 4.8g, Carboidrati: 28.1g, Proteine: 28.3g

MELANZANE RIPIENE

DOSI: 4 persone • TEMPO DI PREPARAZIONE: 75 minuti

INGREDIENTI
   350g macinato di manzo
   4 melanzane
   1 uovo
   3 cucchiai di vino rosso
   50g parmigiano, grattugiato
   1 cipolla rossa, tritata
   2 cucchiaini di olio extravergine d'oliva
   2 cucchiai di salsa di Pomodoro
   1 manciata di prezzemolo, tritato

Scaldare il forno a 180°C.

Tagliare le melanzane per il lungo, rimuovere la polpa lasciando mezzo centimetro dai bordi. Metterle in una teglia adatta al microonde con mezzo centimetro di acqua sul fondo e cuocere per 4 minuti.

In una padella rosolare la cipolla con l'olio. Aggiungere il macinato, rosolare per qualche minuto quindi sfumare con il vino.

Aggiungere la salsa di pomodoro, la polpa interna delle melanzane tritata, sale e pepe e cuocere a fuoco medio per 5-6 minuti.

In una terrina mescolare macinato, uovo, parmigiano, prezzemolo, sale e pepe e riempire le melanzane. Cuocere in forno per 25-30 minuti finché dorate.

VALORI NUTRIZIONALI
Calorie 375 Grassi 8.2g Carboidrati 24.7g Proteine 15.3g

MINI HAMBURGER DI SALMONE E PATATA DOLCE

DOSI: 2 persone • TEMPO DI PREPARAZIONE: 45 minuti

INGREDIENTI

3 cucchiai farina di grano saraceno

200g salmone selvaggio, cotto o in scatola

150g patata dolce, cotta e schiacciata

1 cucchiaino aneto

1 cespo di indivia rossa

1 cucchiaino olio extra vergine d'oliva

1 cucchiaio aceto balsamico

Riscaldare il forno a 180°C.

Mescolare la patata schiacciata, il salmone spezzettato, la farina, l'aneto, sale e pepe.

Prenderne una manciata alla volta, dare la forma di un piccolo burger e appoggiarlo su una teglia ricoperta di carta forno.

Cuocere in forno per circa 20 minuti, girando una volta a metà cottura.

Servire con un'insalata di indivia rossa tagliata sottilissima e condita con una vinaigrette fatta da olio, aceto, sale e pepe.

VALORI NUTRIZIONALI
Calorie: 316 kcal, Grassi: 6.3g, Carboidrati: 18.3g, Proteine: 19.2g

OMELETTE AL CAVOLO RICCIO

DOSI: 1 persona • TEMPO DI PREPARAZIONE: 20 minuti

INGREDIENTI
  2 uova
  1 spicchio d'aglio
  100g cavolo riccio, solo foglie
  30g formaggio di capra
  ½ cipolla rossa, tritata
  1 cucchiaino olio extravergine d'oliva

In una ciotola sbattere le uova con sale e pepe.

In una padella riscaldare l'olio, cipolla e cavolo riccio e lasciare cuocere a fuoco vivace per 3 minuti. Aggiungere poco sale e pepe a piacere e lasciare cuocere altri 5 minuti. Spostare in un piatto.

Nella stessa padella ancora calda e con fuoco medio versare il composto di uova. Lasciare rapprendere 2 minuti, quindi versare il cavolo riccio e il formaggio di capra in una metà e appena possibile richiudere su se stessa l'omelette. Servire subito.

VALORI NUTRIZIONALI
Calorie 290, Grassi 6.2 g, Carboidrati 5.6 g, Proteine 15.3 g

PATATA DOLCE AL CARTOCCIO

DOSI: 1 persona • TEMPO DI PREPARAZIONE: 15 minuti

INGREDIENTI
   1 patata dolce media
   1 cucchiaino burro

Riscaldare il forno a 200°C.

Pulire accuratamente la patata dolce sotto l'acqua corrente.

Bucarla più volte su tutta la superficie con una forchetta e cuocerla in forno per circa 50 minuti.

Prima di rimuoverla, verificare la cottura con uno stecchino che deve entrare senza resistenza.

Praticare un taglio nella parte superiore, aggiungere il burro e servire.

VALORI NUTRIZIONALI
Calorie: 198, Grassi: 4.8g, Carboidrati: 28.1g, Proteine: 8.3g

PEPERONI RIPIENI

DOSI: 4 persone • TEMPO DI PREPARAZIONE: 75 minuti

INGREDIENTI
 200g macinato di manzo
 50g riso integrale, cotto
 4 peperoni, 2 gialli e 2 rossi
 1 cucchiaio parmigiano
 2 cucchiai pangrattato
 50g mozzarella
 1 uovo
 6 noci, a pezzi piccoli
 sale e pepe
 200g rucola
 2 cucchiaini olio extra vergine d'oliva
 Qualche goccia di limone

Riscaldare il forno a 180°C.

In una ciotola mescolare il macinato, il riso, l'uovo e la mozzarella. Mettere da parte.

Tagliare i peperoni per il lungo, rimuovere i semi, riempirli con il misto di carne e riso e appoggiarli su una teglia da forno.

Cospargere con pangrattato e spruzzare con olio spray (o qualche goccia di olio se non si dispone dell'olio spray).

Cuocere per 50-60 minuti finché i peperoni sono diventati teneri.

Lasciar raffreddare qualche minuto e servire con un'insalata di rucola condita con olio, sale e qualche goccia di limone.

VALORI NUTRIZIONALI
Calorie 375.1 Grassi 8.2g Carboidrati 24.7g Proteine 15.3g

PETTO DI TACCHINO CON PEPERONI

DOSI: 2 persone • TEMPO DI PREPARAZIONE: 30 minuti

INGREDIENTI
- 80g grano saraceno
- 300g petto di tacchino
- 1 cucchiaino curcuma
- 2 peperoni, a pezzi
- mezza cipolla rossa, a fette
- 1 gambo di sedano, a fettine
- 1 cm zenzero fresco grattugiato
- Succo di 1 limone
- 2 cucchiaini olio extra vergine d'oliva
- 1 pomodoro grande
- 1 peperoncino
- 1 manciata di prezzemolo, tritato

Lessare il grano saraceno per 25 minuti in acqua salata, scolare e mettere da parte.

Accendere il forno a 180°C. Nel frattempo, marinare il petto di tacchino con curcuma, 1 cucchiaino di olio, succo di limone, sedano e zenzero.

Cuocere tacchino in forno 15 minuti circa, rimuovere dal forno, coprire con carta stagnola e lasciare riposare per 5 minuti prima di servire.

Stufare le cipolle con lo zenzero e un cucchiaino d'olio per qualche minuto, aggiungere i peperoni e cuocere a fuoco alto per 6 minuti mescolando continuamente e aggiungendo il sale solo alla fine. Devono risultare croccanti e saporiti.

Servire il tacchino con contorno di peperoni croccanti e grano saraceno.

VALORI NUTRIZIONALI
Calorie 307 kcal, Grassi 3.9 g, Carboidrati 10.6 g, Proteine 22.1 g

POLLO ALLA PAPRIKA E LIMONE CON VERDURE

DOSI: 2 persone • TEMPO DI PREPARAZIONE: 55 minuti

INGREDIENTI
2 carote, a pezzi
2 foglie d'alloro
2 cucchiai vino rosso
Succo di 1 limone
½ sedano rapa, a cubetti
3 rape, a pezzi
500g di ali di pollo
3 cucchiaini olio extra vergine d'oliva
2 cucchiai paprika
400ml brodo
Rametti di rosmarino e timo
200g cavolo nero, a tocchetti

Riscaldare l'olio in una pentola con coperchio.

Aggiungere carote, paprika, sedano rapa, rape, ali di pollo e far rosolare alcuni minuti finché la carne prende colore. Sfumare con il vino.

Aggiungere il brodo, le spezie, sale, pepe e limone.

Portare a ebollizione e cuocere per 30 minuti a fuoco molto basso. Scartare le parti più dure e affettare il cavolo nero molto sottile.

Aggiungerlo a 10 minuti dalla fine della cottura.

Servire immediatamente.

VALORI NUTRIZIONALI
Calorie 254.0 Grassi 2.2 g Carboidrati: 22.1 Proteine 21.4

POLLO CON CAVOLO NERO E SALSA PICCANTE

DOSI: 2 persone • TEMPO DI PREPARAZIONE: 45 minuti

INGREDIENTI
    80g grano saraceno
    1 cm zenzero grattugiato
    Succo di mezzo limone
    1 cucchiaino curcuma
    200g cavolo nero
    Mezza cipolla, a rondelle
    300g petto di pollo
    2 cucchiaini olio extra vergine
d'oliva
    1 pomodoro
    1 manciata prezzemolo
    1 peperoncino
    1 cucchiaino paprika

Tritare finemente il pomodoro, aggiungere peperoncino e prezzemolo tritati, succo di limone, sale, pepe e 1 cucchiaino di olio.

Cuocere il grano saraceno per 25 minuti in acqua bollente salata. Scolare e mettere da parte.

Scaldare il forno a 180°C. Marinare il pollo con 1 cucchiaino di olio, curcuma, paprika per 10 minuti.

Riscaldare una padella molto bene, aggiungere il pollo e cuocere a fuoco alto 1 minuto per lato affinché prenda colore.

Trasferire il pollo in forno e terminare la cottura per altri 8-10 minuti.

In un'altra padella riscaldare il rimanente olio e friggere le cipolle con lo zenzero per qualche minuto. Aggiungere il cavolo nero tagliato fine e stufare per circa 8-10 minuti.

Condire il grano saraceno ormai tiepido con il pomodoro tritato e servire con pollo e cavolo nero.

VALORI NUTRIZIONALI
Calorie: 290, Grassi: 3.8g, Carboidrati: 24.3g, Proteine: 22g

POLLO GLASSATO AL SESAMO CON SPADELLATA DI VERDURE PICCANTI

DOSI: 2 persone • TEMPO DI PREPARAZIONE: 35 minuti

INGREDIENTI
  300g petto di pollo
  1 gambo di sedano
  mezza cipolla rossa
  2 zucchine
  1 peperoncino
  1 cucchiaio miso
  2 spicchi d'aglio
  1 cm zenzero
  200g spinaci
  2 cucchiaino semi di sesamo
  80g grano saraceno
  1 cucchiaino curcuma
  1 cucchiaino. olio extra vergine d'oliva
  1 cucchiaio salsa di soia

Riscaldare il forno a 200°C. Allungare la pasta di miso con 2 cucchiaini di acqua e marinare il pollo per 15 minuti.

Mettere il pollo su una teglia, cospargerlo di semi di sesamo e cuocerlo per 15- 20 minuti finché si è caramellato.

Bollire il grano saraceno per 25 minuti in acqua salata con l'aggiunta della curcuma. Scolare e mettere da parte.

Affettare sedano, cipolla rossa, e zucchine in pezzi di media dimensione. Affettare peperoncino aglio, e zenzero molto finemente e mettere da parte.

Riscaldare una padella con l'olio a fuoco alto, aggiungere sedano, cipolla, zucchine, peperoncino, aglio, e zenzero e cuocere per 2 minuti mescolando. Ridurre il fuoco e continuare la cottura per 5-6 minuti in modo che le verdure si mantengano croccanti.

Aggiungere la salsa si soia e gli spinaci e cuocere per 3 minuti.

Servire il pollo con il contorno di verdure e grano saraceno.

VALORI NUTRIZIONALI
Calorie: 417, Grassi: 6.5g, Carboidrati: 34.8g, Proteine: 32.1g

POLPETTINE VEGETARIANE ALL'INDIANA

DOSI: 2 persone • TEMPO DI PREPARAZIONE: 35 minuti

INGREDIENTI
300g cavolfiore
100g riso integrale, cotto
2 cucchiai pangrattato
1 uovo
½ cucchiaino curcuma
1 cucchiaino paprika affumicata
2 cucchiaino olio extra vergine d'oliva
1 spicchi di aglio, spremuti
200g salsa di pomodoro
1 ½ cucchiai garam masala
1 cm zenzero
1 manciata prezzemolo
1 cipolla rossa, a cubetti
200ml latte di cocco

Cuocere a vapore il cavolfiore per 5 minuti, scolarlo bene, mescolarlo con il riso e frullarlo brevemente fino a ottenere un risultato simile alla carne trita.

Aggiungere l'uovo, il pangrattato, l'aglio, sale, pepe, paprika, curcuma e prezzemolo tritato.

Mescolare bene e formare delle polpette di medie dimensioni. Nel caso in cui il composto fosse troppo asciutto, aggiungere un cucchiaio di bianco d'uovo, nel caso in cui fosse troppo bagnato, aggiungere 1 cucchiaio di pangrattato.

Riscaldare una padella con 1 cucchiaino d'olio e cuocere molto delicatamente le polpette di 5-6 minuti finché dorate.

In una padella diversa mettere il rimanente olio, cipolla, zenzero, aglio sale e pepe e cuocere a fuoco basso finché la cipolla non è cotta. Aggiungere la salsa di pomodoro e il latte di cocco, lasciar sobbollire per 15 minuti fino a che si addensa. Versare la salsa sulle polpette e servire.

VALORI NUTRIZIONALI
Calorie: 412, Grassi: 7.8g, Carboidrati: 39.1g, Proteine: 18.3g

QUICHE AGLI SPINACI

DOSI: 4 persone • TEMPO DI PREPARAZIONE: 50 minuti

INGREDIENTI
- 200g farina di grano
- 50g farina di grano saraceno
- 50g farina di mandorle
- 100ml acqua
- 2 cucchiaini olio extra vergine d'oliva
- 1 pizzico di bicarbonato
- 300g spinaci
- 3 uova
- 250g ricotta
- 1 cucchiaio Parmigiano

Mescolare le farine, il sale e il bicarbonato. Aggiungere l'acqua poco a poco fino a formare un impasto elastico. Potrebbe essere necessario usarne di meno, motivo per cui è importante mescolarla poco per volta e interrompere se necessario.

Lasciare riposare l'impasto per 30 minuti.

Riscaldare il forno a 200°C.

Riscaldare una padella con l'olio, aggiungere gli spinaci e un pizzico di sale e lasciare appassire per 5 minuti. Mettere da parte.

Quando la pasta è pronta, stenderla fino a uno spessore di 3mm e stenderla in una teglia ricoperta di carta forno. Mescolare ricotta, uova, sale, pepe e spinaci e riempire l'interno della teglia.

Rimuovere la pasta in eccesso con un coltello. Cuocere in forno circa 35 minuti, lasciare riposare 10 minuti e servire.

VALORI NUTRIZIONALI
Calorie: 353, Grassi: 4.8g, Carboidrati: 28.1g, Proteine: 28.3g

SALMONE ALLA CURCUMA CON LENTICCHIE PICCANTI

DOSI: 2 persone • TEMPO DI PREPARAZIONE: 35 minuti

INGREDIENTI
300g filetto di salmone
1 cucchiaino olio extra vergine d'oliva
1 cucchiaino curcuma
1cucchiaio succo di limone
½ cipolla rossa, tritata
150g lenticchie in scatola
1 spicchio d'aglio, spremuto
1 peperoncino, tagliato fine
1 gambo di sedano, a pezzetti
1 cucchiaino curry
1 pomodoro, a pezzi
100ml brodo o acqua
1 manciata prezzemolo, tritato

Riscaldare il forno a 200°C. Riscaldare una padella, aggiungere olio, cipolla, aglio, peperoncino e sedano.

Cuocere per 2-3 minuti a fuoco vivace facendo attenzione a non bruciare la cipolla, abbassare la fiamma, aggiungere il curry e amalgamare per 1 minuto.

Aggiungere il pomodoro, il brodo (o l'acqua) e le lenticchie, condire con sale e pepe e lasciar sobbollire per 10 minuti. Spolverare con prezzemolo tritato.

Nel frattempo, mescolare curcuma, olio e succo di limone e spennellare il miscuglio sopra il salmone. Cuocere in forno per 8–10 minuti.

Servire il salmone con le lenticchie.

VALORI NUTRIZIONALI
Calorie: 177kcal Carboidrati: 4g Proteine: 12g

SALMONE AL FORNO CON VERDURINE IN PADELLA

DOSI: 2 persone • TEMPO DI PREPARAZIONE: 50 minuti

INGREDIENTI
Succo e buccia di 1 limone
1 cucchiaino olio di sesamo
2 cucchiaino olio extra vergine d'oliva
2 carote, tagliate a fiammifero
200g cavolo nero, a pezzi
2 cm zenzero, grattugiato
300g filetto di salmone
sale e pepe

Mescolare zenzero, succo e buccia di limone grattugiata.

Mettere il salmone su una teglia da forno e cospargerlo con il condimento.

Coprire con un foglio di alluminio e lasciar marinare per 30 minuti.

Scaldare il forno a 180°C e cuocere il salmone per 15 minuti.

Mentre il salmone sta cuocendo scaldare una padella con olio di sesamo e di oliva, aggiungere le verdure e cuocere a fuoco altro per 10 minuti.

Aggiungere sale e pepe solo all'ultimo.

Appena il salmone è pronto, aggiungere due cucchiai della sua marinatura alle verdurine e mescolare.

Servire presentando il salmone sul letto di verdurine.

VALORI NUTRIZIONALI
Calorie 458kcal, Grassi 13.2 g Carboidrati 15.3 Proteine 21.4

SALMONE ALLA SENAPE CON CAROTE BABY

DOSI: 2 persone • TEMPO DI PREPARAZIONE: 40 minuti
INGREDIENTI

- 300g filetto di salmone
- 2 cucchiaini senape
- 1 cucchiaino aceto bianco
- 1 manciata di prezzemolo, tritato
- 300g carote baby
- 60g grano saraceno
- 2 cucchiaini olio extravergine d'oliva

Accendere il forno a 200°C. Lessare il grano saraceno per 25 minuti in acqua bollente salata, condire con un cucchiaino d'olio e mettere da parte.

Mettere i filetti di salmone su fogli di alluminio per creare dei cartocci. Spennellarli con un mix di senape e aceto. Regolare di sale e pepe, chiudere l'alluminio e cuocere 30 minuti in forno.

Mentre il salmone è in cottura, lessare le carote per 6 minuti e poi rosolarle in padella con 1 cucchiaino di olio, sale e pepe.

Servire il cartoccio di salmone con contorno di carotine e grano saraceno.

VALORI NUTRIZIONALI
Calorie: 314, Grassi: 8.2g, Carboidrati: 15.8g, Proteine: 38.6g

SALMONE SAPORITO CON CAVOLINI DI BRUXELLES E RISO BASMATI

DOSI: 2 persone • TEMPO DI PREPARAZIONE: 35 minuti

INGREDIENTI

    300g filetto di salmone
    1 spicchio d'aglio
    2 cucchiai vino
    250g cavolini di Bruxelles
    150g pomodori ciliegini
    1 cucchiaino olio extra vergine d'oliva
    100g riso basmati, lessato
    3 cucchiai brodo (o acqua)

Spremere l'aglio e distribuirlo sopra al salmone.

Scaldare bene una padella e aggiungere i filetti di salmone con la pelle a contatto con la padella.

Cuocere 5 minuti a fuoco alto, poi girare e cuocere finché diventa ben croccante e dorato (circa 6-7 minuti).

Togliere il salmone dalla padella, aggiungere i cavolini di Bruxelles in quarti e i pomodori ciliegini divisi a metà, sfumare con il vino, salare e pepare e cuocere circa 10 minuti.

Aggiungere brodo o acqua se necessario per portare a cottura le verdure.

Servire il salmone con il riso basmati e i cavolini di contorno.

VALORI NUTRIZIONALI

Calorie: 402, Grassi: 4.8g, Carboidrati: 25.1g, Proteine: 32.3g

SPIEDINI ALLA CAPRESE

DOSI: 2 persone • TEMPO DI PREPARAZIONE: 35 minuti

INGREDIENTI
1 cetriolo, tagliato in 8 pezzi
8 pomodori ciliegini
8 bocconcini di mozzarella
8 pezzi di peperone giallo
1 cucchiaino olio extra vergine d'oliva
8 foglie di basilico
2 cucchiaini aceto balsamico
sale e pepe a piacere

Alternare gli ingredienti sugli spiedini nel seguente ordine: pomodoro, mozzarella, basilico, peperone giallo e cetriolo.

Mescolare olio, aceto, sale e pepe e condire gli spiedini con la vinaigrette.

VALORI NUTRIZIONALI
Calorie: 280kcal, Grassi: 8g, Carboidrati: 14.g, Proteine: 17

SPIEDINI DI POLLO AL LIMONE CON PEPERONATA VELOCE

DOSI: 2 persone • TEMPO DI PREPARAZIONE: 35 minuti

INGREDIENTI
 300g petto di pollo
 250g peperoni, a pezzi
 150g pomodori, a pezzi
 3 cucchiaini olio extra vergine d'oliva
 1 spicchio d'aglio
 Succo di mezzo limone
 ½ cucchiaino paprika
 ½ cucchiaino curcuma
 1 manciata prezzemolo, tritato
 sale e pepe

Tagliare il petto di pollo a cubetti, infilarli sugli spiedini e farli marinare con 1 cucchiaino d'olio, qualche goccia di limone, paprika e curcuma per 30 minuti.

Scaldare una padella con l'olio rimanente. Aggiungere l'aglio intero, lasciar insaporire e rimuoverlo. Aggiungere i pomodori e i peperoni con sale e pepe e cuocere a fuoco vivace per 10 minuti.

Far scaldare un'altra padella e quando davvero calda appoggiare gli spiedini e cuocere circa 10 minuti, girandoli per farli abbrustolire su tutti i lati.

L'ultimo minuto versare il rimanente succo di limone, fare evaporare e spegnere. Spolverare con il prezzemolo.

Servire gli spiedini con il contorno di peperonata veloce.

VALORI NUTRIZIONALI
Calorie: 315 Grassi: 20.9g Proteine: 15.8g Carboidrati: 5.4g

STUFATO DI GAMBERI AL POMODORO

DOSI: 2 persone • TEMPO DI PREPARAZIONE: 60 minuti

INGREDIENTI
  300g gamberi
  1 cucchiai olio extra vergine d'oliva
  2 porri
  1 carota
  1 gambo di sedano
  1 spicchio d'aglio
  1 peperoncino
  2 cucchiai vino rosso
  250g pomodori
  400ml brodo
  1 manciata prezzemolo

Soffriggere aglio, cipolla, sedano, carota e peperoncini tagliati finissimi con l'olio, a fuoco medio.

Aggiungere i porri, affettati, mescolare. Sfumare con il vino.

Aggiungere i pomodori e cuocere 5 minuti, quindi aggiungere il brodo, portare a bollore e lasciar sobbollire 20 minuti.

Aggiungere i gamberi puliti e cuocere altri 4-5 minuti fino a che diventano opachi. Fare attenzione. Servire caldo.

VALORI NUTRIZIONALI
Calorie: 213 kcal Grassi: 13.1 g Carboidrati: 24.1g Proteine: 80.62 g

STUFATO DI POLLO ALLA MESSICANA

DOSI: 4 persone • TEMPO DI PREPARAZIONE: 45 minuti

INGREDIENTI
- 200g grano saraceno
- 1 cipolla rossa
- 400g macinato di pollo
- 1 cucchiaio paprika
- ½ peperoncino
- 1 spicchio d'aglio
- 200g fagioli neri, scolati
- 250g spinaci
- 50g formaggio grattugiato

Bollire il grano saraceno per 25 minuti in acqua salata, sciacquare e mettere da parte.

Riscaldare una padella con l'olio, aggiungere la cipolla tritata, aglio spremuto e il peperoncino tagliato fine e cuocere per 5 minuti.

Aggiungere il macinato e le spezie e cuocere mescolando per 10 minuti. Aggiungere gli spinaci e lasciare appassire per 3 minuti.

Accendere il grill del forno a 180°C.

In una teglia da forno, mettere un primo strato di grano saraceno, quindi distribuire il macinato e infine il formaggio grattugiato.

Mettere sotto il grill per pochi minuti per far sciogliere il formaggio e servire caldo.

VALORI NUTRIZIONALI
Calorie: 383, Grassi: 7.8g, Carboidrati: 28.1g, Proteine: 28.3g

STUFATO DI POLLO SPEZIATO

DOSI: 2 persone • TEMPO DI PREPARAZIONE: 40 minuti

INGREDIENTI

- 2 peperoni rossi, a pezzi
- 2 cipolle rosse, a rondelle
- 2 spicchi d'aglio, tritati
- 300ml brodo
- 3 cucchiaini olio extra vergine d'oliva
- ½ cucchiaino noce moscata
- 1 cucchiaio paprika
- 1 peperoncino
- 1 pomodoro, a pezzi
- 4 cosce di pollo
- 100g grano saraceno
- 1 manciata di prezzemolo

Bollire il grano saraceno per 25 minuti in acqua salata, scolare e mettere da parte.

Mettere l'olio in una padella, aggiungere cipolla, aglio, peperoncino e spezie e cuocere per 5 minuti.

Aggiungere il pollo e rosolare a fuoco alto da tutti i lati per 5-6 minuti.

Aggiungere i peperoni e il pomodoro, sale e pepe e cuocere altri 3 minuti.

Aggiungere il brodo, abbassare il fuoco e lasciar sobbollire per 25 minuti.

Aggiungere il grano saraceno e lasciarlo assorbire tutti i sapori per qualche minuto. Servire subito.

VALORI NUTRIZIONALI

Calorie: 305, Grassi: 9.5g, Carboidrati: 14.2g, Proteine: 3.7g

STUFATO SPEZIATO CON PATATE E SPINACI

DOSI: 2 persone • TEMPO DI PREPARAZIONE: 40 minuti

INGREDIENTI
   2 patate dolci
   2 cucchiaini olio extra vergine d'oliva
   1 cipolla rossa, tritata
   ½ peperoncino
   2 cucchiai paprika
   200g pomodori, a pezzi
   200ml brodo
   200g spinaci
   300g petto di pollo
   sale e pepe

Sbucciare e tagliare a cubetti le patate dolci.

Cuocerle a vapore per circa 10 minuti finché tenere.

Scaldare una padella con l'olio e soffriggere la cipolla per 5 minuti.

Aggiungere il pollo a cubetti e le spezie e lasciar colorare la carne su tutti i lati per 5 minuti.

Aggiungere pomodoro e brodo e lasciar cucinare a fuoco basso per circa 5 minuti.

Aggiungere le patate dolci e gli spinaci, cuocere 5 minuti affinché gli spinaci appassiscano e le patate assorbano i meravigliosi sapori.

Spegnere, lasciar riposare 10 minuti e servire.

VALORI NUTRIZIONALI
Calorie: 393 Cal Grassi: 10.1 g Proteine: 30.62 g Carboidrati: 28g

TACCHINO ALLA CURCUMA CON "RISO FRITTO"

DOSI: 2 persone • TEMPO DI PREPARAZIONE: 30 minuti

INGREDIENTI

- 300g cavolfiore, grattugiato
- 300g petto di tacchino, a fette
- 2 cucchiai curcuma
- ½ peperoncino, a fette
- ½ cipolla rossa, a rondelle
- 2 cucchiaini olio extravergine d'oliva
- 1 pomodoro
- 1 spicchio d'aglio, spremuto
- 200ml latte scremato
- 2 cucchiai farina integrale
- 1 manciata prezzemolo, tritato

Infarinare le fette di tacchino rimuovendo un eventuale eccesso. Scaldare una padella con metà olio e aggiungere il tacchino.

Cuocere qualche minuto, finché le fette avranno preso colore poi aggiungere latte, sale, pepe e 1 cucchiaio di curcuma. Cuocere circa 10-12 minuti finché la carne sarà tenera e la salsa si sarà addensata.

In un'altra padella scaldare il restante olio, aggiungere cipolla, pomodoro e curcuma e cuocere 3 minuti a fuoco alto.

Aggiungere il cavolfiore grattugiato e cuocere sempre a fuoco molto alto per circa 5 minuti salando solo alla fine.

Servire il tacchino con il contorno di cavolfiore ("riso") fritto.

VALORI NUTRIZIONALI

Calorie: 402, Grassi: 5.3g, Carboidrati: 29.8g, Proteine: 28.6g

TACCHINO CREMOSO CON ASPARAGI

DOSI: 2 persone • TEMPO DI PREPARAZIONE: 60 minuti

INGREDIENTI
- 300g petto di tacchino
- 250g asparagi
- 2 spicchi di aglio
- ½ cipolla rossa
- ½ peperoncino
- 2 cucchiaini olio extra vergine d'oliva
- 100ml latte di cocco
- sale e pepe

Scaldare una padella con l'olio e far soffriggere cipolla, aglio e peperoncino per 5 minuti.

Aggiungere il tacchino tagliato a striscioline e cuocere a fuoco alto per 5 minuti fino a che dorato su tutti i lati.

Salare e pepare.

Aggiungere gli asparagi tagliati a tocchetti e dopo 3 minuti aggiungere il latte di cocco.

Abbassare il fuoco e lasciare sobbollire circa 20 minuti finché la salsa sarà densa al punto giusto.

VALORI NUTRIZIONALI
Calorie: 379, Grassi: 4.8g, Carboidrati: 18.1g, Proteine: 26.3g

TACCHINO IN INSALATA ALLA SENAPE

DOSI: 2 persone • TEMPO DI PREPARAZIONE: 35 minuti

INGREDIENTI
- 300g petto di tacchino
- 200g rucola
- 100g lattuga
- 2 cucchiaini senape
- 1 costa di sedano , a cubetti
- 2 cucchiaini. origano
- 1 scalogno, a fettine
- 2 cucchiaini olio extra vergine d'oliva
- 1 cucchiaio di succo di limone

Grigliare il tacchino e sfilacciarlo con una forchetta. Mettere da parte.

Mescolare lattuga e rucola su un piatto da portata.

Distribuire sopra il tacchino, il sedano e lo scalogno.

In una ciotolina mescolare senape, olio, succo di limone, origano, sale e pepe condire l'insalata appena prima di servire.

VALORI NUTRIZIONALI
Calorie: 165 kcal, Grassi: 2.9g, Carboidrati: 13.6g, Proteine: 26.1g

TERRINA CREMOSA DI POLLO E BROCCOLI

DOSI: 2 persone • TEMPO DI PREPARAZIONE: 45 minuti

INGREDIENTI
- 400g broccoli
- 300g petto di pollo, a cubetti
- ½ cipolla
- 200g funghi champignon, a fette
- 100ml brodo
- 2 cucchiai vino
- 1 cucchiai farina
- 2 cucchiai Parmigiano

Scaldare il forno a 180°C. Cuocere a vapore i broccoli a cimette per 5 minuti, scolare e mettere in acqua e ghiaccio per fissare il colore verde brillante.

Tagliare il petto di pollo a cubetti, mescolarlo con i broccoli e trasferirlo su una teglia da forno. Preparare la salsa cremosa.

Soffriggere la cipolla in olio d'oliva, aggiungere i funghi, un pizzico di sale e pepe. Sfumare con il vino.

Aggiungere la farina e il brodo, mescolando per non far formare grumi.

Cuocere 5 minuti e frullare con un frullatore a immersione.

Versare la salsa sulla teglia con pollo e broccoli. Spolverare con il Parmigiano e cuocere in forno per 30 minuti + 5 di grill.

VALORI NUTRIZIONALI
Calorie: 406, Grassi: 6.9g, Carboidrati: 28.4g, Proteine: 25.3

TONNO SCOTTATO CON SALSA DI SOIA E PEPE NERO

DOSI: 1 persona • TEMPO DI PREPARAZIONE: 25 minuti

INGREDIENTI
 180g filetto di tonno
 mezza cipolla rossa
 2 cucchiai salsa di soia
 Pepe abbondante
 1cm zenzero grattugiato
 1 cucchiaino semi di sesamo
 2 cucchiaini olio extra vergine d'oliva
 200g spinaci novelli
 1 cucchiaio succo d'arancia

Marinare il tonno con 1 cucchiaio di salsa di soia, 1 cucchiaino di olio e pepe nero abbondante for 30 minuti.

Scaldare una padella a fuoco alto e quando molto calda cuocere il tonno 1 minuto per lato.

Tagliare il tonno a strisce spesse e condirle con la restante salsa di soia mescolata allo zenzero grattugiato.

Aggiungere la cipolla tritata e i semi di sesamo.

Servire con un'insalata di spinaci novelli condita con un cucchiaino di olio di oliva, sale, pepe e succo d'arancia.

VALORI NUTRIZIONALI
Calorie: 354 Grassi 8.1 g Carboidrati 13g Proteine 25 g

TAJINE DI AGNELLO, ZUCCA BUTTERNUT E DATTERI

DOSI: 4 persone • TEMPO DI PREPARAZIONE: 90 minuti

INGREDIENTI
  2 cucchiai olio extra vergine d'oliva
  1 cipolla rossa, a pezzi
  1cm zenzero, grattugiato
  3 spicchi d'aglio, spremuti
  1 cucchiaino peperoncino
  2 cucchiaino. cumino
  1 stecca di cannella
  2 cucchiaini curcuma
  650g spalla di agnello, a pezzi
  50g datteri
  300g pomodori
  200ml brodo
  400g zucca butternut, a cubetti
  200g ceci, scolati
  2 manciate di prezzemolo
  200g riso basmati, lessato

Scaldare il forno a 160°C. Aggiungere l'olio in una pentola tajine o altra pentola/teglia con coperchio adatti al forno. Soffriggere dolcemente la cipolla per 5 minuti.

Aggiungere zenzero grattugiato, aglio, peperoncino, cumino, curcuma e stecca di cannella.

Mescolare e cuocere 2 minuti, aggiungendo un cucchiaio di acqua se diventa troppo asciutto.

Aggiungere l'agnello e ricoprirlo con la cipolla e le spezie. Aggiungere i datteri a pezzetti, i pomodori e il brodo.

Portare a ebollizione, mettere il coperchio e cuocere in forno per 1 ora e 15 minuti.

Dopo 45 minuti, aggiungere la zucca e i ceci. Mescolare, rimettere il coperchio e terminare la cottura per l'ultima mezz'ora. Servire l'agnello con il contorno di riso basmati.

VALORI NUTRIZIONALI
Calorie: 480 Cal Grassi: 8.1 g Proteine: 30.62 g Carboidrati: 42.3g

TORRI DI MELANZANE

DOSI: 2 persone • TEMPO DI PREPARAZIONE: 55 minuti

INGREDIENTI
  1 melanzana e mezza
  1 cucchiaio concentrato di pomodoro
  400g salsa di pomodoro
  ½ cipolla rossa
  1 spicchio d'aglio
  100g mozzarella
  4 foglie di basilico
  1 cucchiaino olio extra vergine d'oliva
  1 cucchiaio Parmigiano
  sale e pepe

Tagliare le melanzane a fette, aggiungere un pizzico di sale e metterle da parte qualche minuto affinché perdano l'acqua di vegetazione.

Nel frattempo preparare la salsa. Scaldare una padella, aggiungere olio, cipolla e aglio e cuocere 5 minuti.

Aggiungere la salsa di pomodoro, il concentrato, sale e pepe e far restringere a fuoco dolce per circa 15-18 minuti. Al termine aggiungere le foglie di basilico spezzettate.

Asciugare le melanzane con carta da cucina e grigliarle.

Accendere il forno a 180°C.

Comporre le torri di melanzane alternando melanzane, salsa di pomodoro, mozzarella a cubetti fino a terminare gli ingredienti. Due o tre strati sono la scelta migliore.

Distribuire il parmigiano sopra le torri e infornare 10 minuti fino a che la mozzarella non si è sciolta. Servire subito.

VALORI NUTRIZIONALI
Calorie: 423, Grassi: 7.8g, Carboidrati: 28.8g, Proteine: 18.9g

TROTA CON VERDURE ARROSTITE

DOSI: 2 persone • TEMPO DI PREPARAZIONE: 45 minuti

INGREDIENTI
  2 sedano rapa, a pezzi
  2 cucchiaini olio d'oliva extra vergine
  aneto
  succo di 1 limone
  2 carote, a fiammifero
  2 rape, a pezzi
  2 cucchiai salsa di soia
  2 filetti di trota

Mettere tutte le verdure in una teglia adatta alla cottura in forno.

Condire con la salsa di soia e un cucchiaino di olio.

Scaldare il forno a 200°C, cuocere le verdure per 25 minuti.

Tirare fuori la teglia, aggiungere i filetti di trota sopra le verdure, l'aneto e il succo di limone.

Coprire con alluminio e rimettere in forno a 160°C per 15 minuti.

VALORI NUTRIZIONALI
Calorie 354.0 Grassi 2.2 g Carboidrati 14.5 Proteine 23.6

VELLUTATA DI BROCCOLI E PATATE CON POLLO CROCCANTE

DOSI: 3 persone • TEMPO DI PREPARAZIONE: 35 minuti

INGREDIENTI

    500g broccoli, a pezzi

    2 patate medie a pezzi

    1 cipolla rossa, a pezzi

    3 spicchi d'aglio, spremuti

    500ml brodo vegetale

    3 cucchiaini. olio extra vergine d'oliva

    300g petto di pollo a cubetti piccoli

    1 cucchiaino di sesamo

Riscaldare una pentola con la metà dell'olio e far imbiondire la cipolla con l'aglio per qualche minuto.

Aggiungere broccoli tagliati a cimette, patate, brodo bollente, sale e pepe.

Riportare a bollore e cuocere 20 minuti, girando di tanto in tanto.

Frullare con un frullatore a immersione fino a ottenere una vellutata liscia.

In una padella riscaldare l'altra metà dell'olio e con il fuoco molto alto cuocere i cubetti di pollo fino a che croccanti su tutti i lati (circa 6 minuti).

Aggiungere il sesamo solo gli ultimi secondi in modo che non bruci (deve diventare croccante anch'esso).

Versare la vellutata in una terrina e disporre i cubetti croccanti sopra. Servire subito.

VALORI NUTRIZIONALI

Calorie: 305, Grassi: 9.5g, Carboidrati: 14.2g, Proteine: 3.7g

VELLUTATA DI FUNGHI CON POLLO

DOSI: 2 persone • TEMPO DI PREPARAZIONE: 40 minuti

INGREDIENTI
- 400ml brodo
- 500g funghi misti, a fette
- 1 cipolla rossa
- 1 carota
- 1 gambo di sedano
- 25og petto di pollo, a cubetti
- 1 cucchiai olio extra vergine d'oliva
- 3 foglie di salvia

Riscaldare una padella con 1 cucchiaino di olio, quando ben caldo versare il pollo e lasciar cuocere a fuoco vivace finché dorato su tutti i lati. Salare e pepare solo quando pronto. Mettere da parte.

Mettere i funghi nella stessa padella con il rimanente olio, sedano, carota, cipolla e salvia tritati finissimi e soffriggere 5 minuti.

Aggiungere il brodo, portare a bollore e lasciare sobbollire 15 minuti. Frullare con un frullatore a immersione. Aggiungere i cubetti di pollo, lasciar restringere altri 5-10 minuti e servire.

VALORI NUTRIZIONALI
Calorie 302.0 Grassi 3.5 g Carboidrati 16.3 Proteine 15 g

ZUPPA DI LENTICCHIE CON CIPOLLA ROSSA E GRANO SARACENO

DOSI: 2 persone • TEMPO DI PREPARAZIONE: 45 minuti

INGREDIENTI

1 cucchiaino olio extra vergine d'oliva
1 cipolla rossa, a rondelle
1 spicchio aglio, intero
½ gambo sedano, tritato
½ carota, tritata
1 cucchiaio curcuma
1 cucchiaino concentrato di pomodoro
1 lattina lenticchie, scolate
80g grano saraceno
1 manciata prezzemolo, tritato

Mettere a lessare il grano saraceno per 25 minuti in acqua bollente salata. Scolarlo e metterlo da parte.

Nel frattempo, far rosolare sedano, cipolla, carota e aglio per 5 minuti in una padella con l'olio di oliva. Aggiungere le lenticchie, sale, pepe, curcuma, concentrato di pomodoro.

Mescolare e poi aggiungere 800ml di acqua bollente a coprire.

Lasciar sobbollire 15 minuti, poi aggiungere il grano saraceno. Fare insaporire 5 minuti, suddividere in ciotole individuali, guarnire con il prezzemolo e servire.

VALORI NUTRIZIONALI

Calorie: 340 Grassi 4g Carboidrati 30g Proteine 4g

ZUPPA DI POMODORO CON POLPETTE

DOSI: 2 persone • TEMPO DI PREPARAZIONE: 45 minuti

INGREDIENTI
   300g macinato di manzo
   1 tuorlo
   1 cucchiaio parmigiano
   1 cucchiaio pangrattato
   2 cucchiaini olio extra vergine d'oliva
   1 cipolla rossa, tritata
   1 peperone giallo, a pezzi
   1 peperone rosso, a pezzi
   3 pomodori maturi
   400ml brodo
   1 spicchio d'aglio, spremuto
   1 peperoncino
   80g grano saraceno

Bollire il grano saraceno per 25 minuti in acqua salata e mettere da parte.

Mettere macinato, tuorlo, pangrattato, parmigiano, sale e pepe in una ciotola. Mescolare bene e formare polpette di piccole dimensioni.

Scaldare una padella, aggiungere l'olio e soffriggere cipolla e aglio a fuoco moderato.

Aggiungere le polpette e cuocerle mescolandole delicatamente in modo da non farle rompere per circa 10 minuti. Rimuovere e mettere da parte.

Nella stessa padella aggiungere peperoni, peperoncino affettato sottilmente, pomodori a pezzi e brodo.

Portare a ebollizione e lasciare sobbollire per 20 minuti. Aggiungere le polpette e il grano saraceno e cuocere altri 5 minuti prima di servire.

VALORI NUTRIZIONALI
Calorie: 348, Grassi: 7.6g, Carboidrati: 28.4g, Proteine: 23.2g

SNACK

BARRETTA ENERGETICA ALLE NOCI

DOSI: 4 persone • TEMPO DI PREPARAZIONE: 35 minuti

INGREDIENTI
- 150g fiocchi d'avena
- 30g cocco disidratato
- 8 noci, a pezzi
- 150 ml latte di mandorla
- 3 cucchiaini miele
- 1 pizzico sale
- ½ cucchiaino estratto di vaniglia
- 1 cucchiaio di burro d'arachidi

Mescolare tutti gli ingredienti e versare in una teglia da forno.

Livellare bene e cuocere per 20-25 minuti a 180°C fino a doratura.

Suddividere in 4 porzioni da conservare in un contenitore ermetico fino a 5gg.

VALORI NUTRIZIONALI
Calorie: 192, Grassi: 4.3g, Carboidrati: 32.8g, Proteine: 6.6g

GRANOLA AL GRANO SARACENO

DOSI: 10 persone • TEMPO DI PREPARAZIONE: 45 minuti

INGREDIENTI
   200g grano saraceno soffiato
   70g semi di zucca
   70g noci, a pezzi
   1 cucchiaino cannella
   1 banana matura, schiacciata
   2 cucchiai miele
   2 cucchiai olio di cocco

Riscaldare il forno a 180°C. In una ciotola mescolare grano saraceno, semi di zucca, noci, cannella ed estratto di vaniglia.

Aggiungere banana, mele, olio di cocco e mescolare bene.

Trasferire su una teglia da forno foderata di carta forno e livellare bene.

Cuocere 25-30 minuti, mescolando una volta sola a metà cottura.

Lasciar raffreddare e spezzettare.

VALORI NUTRIZIONALI
Calorie 252 Grassi 14.3 g Carboidrati 27.6 g Proteine 7.6 g

MOUSSE AL CIOCCOLATO

DOSI: 1 persona • TEMPO DI PREPARAZIONE: 5 minuti

INGREDIENTI
   ½ avocado
   1 cucchiaino cacao amaro
   1 cucchiaino miele

Frullare tutti gli ingredienti e servire.

VALORI NUTRIZIONALI
Calorie: 107, Grassi: 3.1g, Carboidrati: 11.8g, Proteine: 5.6g

MOUSSE AL MANGO CON GOCCE DI CIOCCOLATO

DOSI: 1 persona • TEMPO DI PREPARAZIONE: 5 minuti

INGREDIENTI
150g mango
100g yogurt greco
una punta di cucchiaino di estratto di vaniglia
2 quadretti di cioccolato 85%, a pezzettini

Frullare mango, yogurt e vaniglia.
Spolverare con i pezzettini di cioccolato e servire subito.

VALORI NUTRIZIONALI
Calorie: 87, Grassi: 1.1g, Carboidrati: 11.8g, Proteine: 1.6g

PALLINE AL CACAO

DOSI: 2 persone • TEMPO DI PREPARAZIONE: 35 minuti + 4 ore

INGREDIENTI
4 datteri grandi
1 cucchiai burro d'arachidi
20 mandorle
Cacao per ricoprire

Frullare tutti gli ingredienti e lasciar riposare in freezer per 30 minuti.
Formare delle palline e ricoprirle con il cacao in polvere.
Conservare in frigo almeno 4 ore prima del consumo.

VALORI NUTRIZIONALI
Calorie: 132, Grassi: 5.3g, Carboidrati: 22.8g, Proteine: 4.6g

SMOOTHIE AI MIRTILLI

DOSI: 1 persona • TEMPO DI PREPARAZIONE: 5 minuti

INGREDIENTI
    200g mirtilli
    ½ banana
    200ml succo d'arancia
    3 cubetti di ghiaccio (opzionale)

Frullate tutti gli ingredienti e servire immediatamente.

VALORI NUTRIZIONALI
Calorie: 87, Grassi: 1.1g, Carboidrati: 11.8g, Proteine: 1.6g

SMOOTHIE FRAGOLA E BANANA

DOSI: 1 persona • TEMPO DI PREPARAZIONE: 5 minuti

INGREDIENTI
    200g fragole
    ½ banana
    200ml latte di mandorla
    ½ cucchiaino cacao
    3 cubetti di ghiaccio (opzionali)

Frullare tutti gli ingredienti e servire subito.

VALORI NUTRIZIONALI
Calorie: 92kcal, Grassi: 1.3g, Carboidrati: 12.8g, Proteine: 3.6g

PERCHÉ NON PERDI PESO?

C hiariamo un dubbio molto comune. In base a tutto ciò che hai letto finora, sei convinta che la tua alimentazione già contenga una certa quantità di sirtuine, ma allora... perché non hai già perso peso? Vediamo quali potrebbero essere i motivi.

RAGGIUNGERE LA QUOTA MINIMA

La maggior parte delle persone non acquisisce una quantità di sirtuine sufficienti da avviare e sostenere il processo di dimagrimento. L'introito medio dei cinque principali composti (quercetina, luteolina, miricetina, kaempferolo e apigenina) nella dieta dei paesi occidentali è stata stimata intorno ai 13mg al giorno.

Per avere un'idea, il consumo medio giapponese è più di cinque volte superiore. Il Giappone è tra i Paesi con una salute migliore ed è tra i più grandi consumatori mondiali di cibi ricchi di sirtuine.

Questo libro è studiato appositamente per incrementare l'introito quotidiano di molte volte (in alcuni giorni addirittura di 50 volte) in un modo che sia compatibile con i propri impegni.

Con i giusti accorgimenti è possibile raggiungere i livelli necessari in modo efficiente e costante.

IL POTERE DELLA SINERGIA

Il modo più furbo di garantire al nostro corpo il corretto introito di nutrienti è mangiare una gamma più ampia possibile di alimenti, preferibilmente integrali e biologici.

Insieme ai nutrienti principali noti a tutti, i cibi integrali contengono decine di componenti meno conosciuti che lavorano in sinergia per aumentare il nostro benessere.

E' provato che l'acquisizione di nutrienti singoli attraverso una integrazione specifica non dia lo stesso effetto permanente nel tempo, rispetto allo stesso componente inserito nella dieta grazie a cibi integrali.

Prendiamo per esempio il resvetrarolo, uno degli elementi più efficace nell'attivazione delle sirtuine. Benché possa essere tranquillamente assunto mediante integrazione, la sua biodisponibilità (ovvero quanto il corpo possa effettivamente assorbirne) è 6 volte maggiore se assunto attraverso un consumo moderato di vino rosso.

Questo è legato al fatto che il vino rosso non contiene solo resvetrarolo ma anche una serie di polifenoli come miricetina, piceatannolo, quercetina e epicatechina che offrono altrettanti effetti positivi.

Un altro esempio è la curcumina, che è il principiale ingrediente attivatore di sirtuine presente nella curcuma. E' stato provato che la curcuma abbia una capacità di attivazione della perdita di peso nonché di migliore gestione dell'insulina più elevata della curcumina isolata.

Per i motivi appena illustrati, a differenza di altre diete, nella Dieta Sirt gli integratori non sono consigliati.

La combinazione di molte fonti diverse di nutrienti attivatori di sirtuine è ciò che rende questo libro e il suo piano alimentare veramente diverso da tutti gli altri.

Per esempio. Introdurre cibi ricchi di quercetina potenzia i benefici dei cibi ricchi di resvetrarolo. Il resvetrarolo è molto efficace nel promuovere l'eliminazione delle cellule adipose, mentre la quercetina previene la formazione di nuovo tessuto adiposo.

I cibi ricchi in apigenina incrementano l'efficacia della quercetina che a sua volta lavora in sinergia con l'epigallocatechina gallato (EGCG). L'EGCG ha un effetto complementare quello della curcumina. Consumare cibo vero è più efficace che assumere integratori dei singoli nutrienti proprio per il lavoro sinergico svolto dai nutrienti stessi.

SUCCHI E CIBO SOLIDO: TRARRE IL MEGLIO DA ENTRAMBI

La Dieta Sirt combina succhi freschi a ingredienti solidi preferibilmente integrali e ricchi di fibre e questa è esattamente la sua forza.

Può sembrare controintuitivo, da momento che estrarre i succhi comporta l'eliminazione della fibra dal prodotto finale ma è proprio la soluzione ideale soprattutto quando ad essere spremuti sono vegetali a foglia verde. Questi ultimi non contengono solo polifenoli biodisponibili ma anche polifenoli non estraibili (NEPP) perché legati alla componente fibrosa dell'alimento. I NEPP non possono essere processati dal corpo e vengono semplicemente eliminati come scorie.

Estraendo il succo si va quindi a eliminare la parte non nutriente dell'alimento, ottenendo un super concentrato di polifenoli senza traccia di elementi che rappresentano un surplus di lavoro durante la digestione senza alcun vantaggio benefico.

La fibra contenuta è infatti del tipo non solubile e ha un'azione di sfregamento contro le pareti intestinali. Consumandone una quantità eccessiva, il rivestimento delle pareti intestinali viene compromesso dando origine a fastidi come la sindrome dell'intestino irritabile e ostruendo l'assorbimento dei nutrienti.

La digestione di ingredienti come il tè matcha è stato dimostrato essere molto più efficace in combinazione con succhi Sirt, ovvero in assenza di fibra e questo è vero per molti altri nutrienti come magnesio e acido folico.

SUGGERIMENTI IMPORTANTI

Di seguito alcuni suggerimenti che nutrizionisti di tutto il mondo indicano a chi vuole intraprendere con successo la Dieta Sirt. Sono consigliati non solo durante la fase vera e propria di dimagrimento, ma come buone abitudini generali da mantenere per la vita.

BERE A SUFFICIENZA

La sete può essere confusa con la fame o con la voglia di certi cibi. Quando senti l'urgenza di mangiare qualcosa, prova a bere prima un bel bicchiere di acqua e aspettare un paio di minuti. Potresti scoprire che la sensazione scompare. In tal caso si tratta appunto dello stimolo della sete che appare in una modalità diversa da quella che ci aspettiamo.

Bere acqua spesso durante la giornata ha sicuramente un impatto benefico sul corpo: per esempio, bere prima dei pasti può aiutare a ridurre la fame ed è quindi un ottimo alleato nella perdita di peso.

CENARE PRESTO

E' provato che cenare presto, intorno alle 19, sia utile sotto molti punti di vista. Il potere saziante e benefico delle sirtuine è molto più elevato al mattino e fare il pieno di nutrienti al mattino significa avere energia per tutto il giorno.

Sicuramente molto più efficace che fare la fame fino a sera e poi riempirsi troppo a ridosso del sonno. Una digestione ancora in corso influisce in modo negativo sul ciclo del sonno e impedisce un riposo adeguato. Se ti alzi spesso al mattino con la sensazione di essere ancora stanca, è molto probabilmente un segno che dovresti anticipare il tuo orario di cena.

MANGIARE SUFFICIENTI PROTEINE

E' provato che le sirtuine esplichino il maggior effetto quando vengono abbinate una quantità adeguata di proteine. In particolare la leucina aiuta la sirtuina SIRT1 a incrementare la perdita di peso e tenere l'insulina sotto controllo.

La leucina ha anche un altro ruolo importante, quello di indurre l'anabolismo (ovvero la costruzione) all'interno delle cellule, in particolare nei muscoli. L'anabolismo è un'attività che richiede una grande quantità di energia che richiede un lavoro extra da parte dei mitocondri.

La Dieta Sirt supporta sia l'anabolismo che l'attività mitocondriale, aumentandone il numero e l'efficienza.

PIANIFICARE I PASTI

E' consigliabile mantenere un'opportuna pianificazione dei pasti, giornaliera o settimanale. Questo libro dà sicuramente degli ottimi esempi di pianificazione, sfruttabili al di là delle 4 settimane di dieta vere e proprie.

Sapere cosa si mangerà è importante per eliminare l'emotività che si verifica prima del pasto, con la fame che spinge verso scelte e quantità non idonee.

NON ARRIVARE TROPPO AFFAMATA

La fame è lo stimolo principale per cui le persone sperimentano attacchi incontrollati in cui mangiano cibi al di fuori dei propri piani e tipicamente non sani. Per evitare tutto questo è consigliabile mangiare con una certa frequenza, evitando periodi troppo lunghi tra un pasto e l'altro. Nel piano alimentare sono previsti due spuntini giornalieri da gestire in base alla fase della dieta e alle proprie esigenze.

COMBATTI LO STRESS

Lo stress può senza dubbio indurre attacchi di fame incontrollata e influenzare il comportamento alimentare. E' dimostrato infatti che la capacità di gestione e controllo del cibo cala durante periodi di forte stress, causando spesso aumento di peso. Trovare un'attività che consenta di smaltire lo stress (come meditare o fare esercizio) è sicuramente un'opzione importante da valutare in modo tale da poter superare senza danni i periodi di maggiore pressione che si affrontano periodicamente.

NON TRASCURARE IL SONNO

L'appetito è influenzato da una serie di ormoni che cambia durante il giorno. Gli studi dimostrano che le persone con un sonno alterato hanno il 55% di probabilità in più di aumentare di peso, rispetto a chi invece ha un sonno regolare. La privazione di sonno può infatti influire su una serie molto ampia di ormoni tra i quali quelli che regolano l'appetito

Smettere di usare il cellulare almeno 2 ore prima del sonno fa parte delle buone abitudini per mantenere una qualità del sonno adeguata.

MANGIA I CIBI GIUSTI

La scarsità di nutrienti fondamentali può scatenare attacchi di fame incontrollata. E' importantissimo mangiare per quanto possibile i cibi giusti in modo che il corpo possa avere tutto il necessario per restare in salute.

Questo ovviamente non significa che certi tipi di cibi debbano essere completamente scartati per la vita, ma che se le buone abitudini vengono mantenute con costanza, con il pasto abbondante occasionale non si avranno problemi di sorta.

EVITARE LA SPESA A STOMACO VUOTO

I supermercati sono uno dei posti più difficili in cui trovarsi quando si ha fame.

Meglio fare uno spuntino e bere dell'acqua, avere una lista ben definita e attenersi a quella . In questo modo sarà più facile evitare tentazioni e portare a casa prodotti che possono farci sviare dai nostri buoni propositi.

PRENDI LE DISTANZE NEI MOMENTI DIFFICILI

Se si sperimenta un attacco di fame, la miglior cosa da fare e provare a "distanziarsi" mentalmente e di solito la cosa più efficace è distrarsi.

Ciascuno di noi è diverso, ma in generale una passeggiata, una doccia o una telefonata riescono a distrarre per un tempo sufficiente da far risolvere da sola la situazione.

APPENDICE A - DOMANDE FREQUENTI

Devo fare esercizio fisico durante la Fase 1?

Il regolare esercizio fisico è una delle cose migliori da fare per la propria salute e farlo in quantità moderata può influenzare positivamente la perdita di peso indotta con la dieta.

Come regola generale, durante la prima settimana è consigliato di mantenere il proprio livello abituale di esercizio, ascoltando il proprio corpo e riducendo l'intensità nel caso sia necessario. Nel caso non si abbia una routine già consolidata è consigliabile posticipare all'inizio della Fase 2.

Sono già magra, posso seguire la dieta?

Nel caso in cui la persona sia sottopeso, le Fasi 1 e 2 sono assolutamente da sconsigliare, mentre la 3 e in generale la regola di adottare un'alimentazione ricca di sirtuine sono adatte a chiunque.

Controllare il proprio indice di massa corporea - per esempio nelle molte tabelle disponibili online – è utile per capire se si debba ancora perdere peso o se la propria forma sia già quella giusta. Se il risultato è al di sotto di 18,5, le Fasi 1 e 2 sono tassativamente sconsigliate. Anche avere un indice intorno a 20 potrebbe significare di scendere al di sotto di 18,5 alla fine della dieta, motivo per cui è importante mantenere un occhio attento sulla situazione e apporre le eventuali modifiche in caso di necessità, per esempio passando alla fase 3 non appena necessario.

Essere sottopeso è molto dannoso per la salute sotto molti aspetti, dall'indebolimento del sistema immunitario, al rischio di osteoporosi, a problemi di fertilità per citarne solo alcuni. Seguire le linee guida della Fase 3 e utilizzare le ricette per creare un proprio piano alimentare personalizzato è possibile ed è di aiuto nel formalizzare un'alimentazione ricca di sirtuine.

Sono obesa – la Dieta Sirt fa al caso mio?

Certamente! Unisciti alle migliaia di persone che hanno provato la dieta perdendo peso con successo. Lascia che le sirtuine diano il via alla riduzione del grasso corporeo, garantendoti una sensazione di benessere. L'obesità aumenta il rischio di patologie croniche ed è importante mettere in campo le giuste strategie per combatterla. La Dieta Sirt ti aiuterà in tutto questo.

Ho raggiunto il peso desiderato – posso smettere di mangiare cibi ricchi di sirtuine?

Prima di tutto complimenti per il raggiungimento del risultato desiderato! Grazie alle sirtuine hai avuto successo, ma non è finita qui. Se da un lato non è raccomandata né necessaria un'ulteriore restrizione calorica, è altrettanto vero che la dieta dovrà continuare a includere cibi ricchi di sirtuine. La bellezza della Dieta Sirt è che è un cambiamento per la vita e l'azione dei cibi che assumerai ti permetterà di mantenere il risultato a lungo termine.

Assumo dei medicinali – Posso seguire la dieta?

La Dieta Sirt è ideale per la maggior parte delle persone ma la sua potente azione bruciagrassi può alterare l'azione di alcune medicine, motivo per cui è sempre raccomandato un confronto con il proprio medico prima di iniziare.

Sono incinta – Posso seguire la dieta?

Se stai cercando di rimanere incinta, lo sei già oppure stai allattando, sconsigliamo di seguire la dieta, in particolare per quanto riguarda le Fasi 1 e 2 che prevedono restrizione calorica. Quello che puoi fare, in accordo con il tuo medico curante, è incrementare l'assunzione di cibi ricchi di sirtuine all'interno di una dieta bilanciata e ottimizzata per il tuo stato corrente. Da evitare il consumo, anche moderato, di alcool e da contenere quello di caffeina e tè verde.

La dieta è adatta ai bambini?

La Dieta Sirt è una dieta mirata alla perdita di peso negli adulti e non è adatta ai bambini. Questo non significa che non ci siano dei cibi ricchi di sirtuine adatti anche a un'alimentazione di bambini e ragazzi. Si tratta di usare il buonsenso e utilizzare quelli corretti, tralasciando ovviamente vino, caffè e tè verde.

Avrò mal di testa o stanchezza durante la Fase 1?

Questa dieta può comportare brevi mal di testa o stanchezza generale, ma sono sintomi di breve durata che si risolvono entro pochi giorni lasciando spazio a un senso di energia e benessere. Nel caso in cui si verificassero con intensità, interrompere la dieta e affidarsi subito al consiglio medico.

Devo ripetere le Fasi 1, 2 e 3?

E' possibile ripetere la Fase 1 per ridare slancio allapPerdita di peso nel caso sia ancora in corso, tuttavia è consigliabile aspettare almeno un mese prima di ripeterla per evitare qualsiasi lato negativo legato alla restrizione calorica prolungata.

La maggioranza delle persone non la ripete prima di tre mesi.

Nel caso in cui tu sia andata per un attimo fuori dai binari e abbia bisogno di un riassestamento veloce, ha invece più senso ripetere la Fase 2 e 3 che dopotutto aiutano a stabilire e mantenere un nuovo modo di alimentarsi per la vita.

La dieta contiene abbastanza fibre?

Molti cibi ricchi di sirtuine sono naturalmente ricchi anche di fibre: cipolle, indivia noci, grano saraceno, datteri ... Anche durante la Fase 1 in cui il consumo di cibo solido è leggermente ridotto, la quantità di fibre rimane adeguata per la maggioranza delle persone. Nel caso di una particolare suscettibilità personale, è consigliabile un integratore di fibre unicamente nei primi tre giorni della Fase 1, da discutere con il proprio medico.

CONCLUSIONE

Congratulazioni, tutte le Fasi della Dieta Sirt sono ora concluse!

Ricapitoliamo i risultati raggiunti.

Sei entrata nella Fase 1, quella di Super-Successo e hai probabilmente cominciato a notare gli effetti che la media delle persone sperimenta: una perdita di peso di 3 chili, un aumento della massa magra e del livello di energia.

Hai perfezionato i risultati durante le due settimane della Fase 2, migliorando ulteriormente la tua composizione corporea.

Hai messo le basi per un risultato che durerà tutta la vita grazie alla Fase 3, in cui hai sperimentato la semplicità e la piacevolezza della tua nuova alimentazione.

Hai fatto un passo importante nel proteggerti da malattie che insorgono con il tempo, incrementando la tua forza, la tua salute e il tuo benessere.

Conosci perfettamente i migliori alimenti da utilizzare quotidianamente, ne hai sperimentati i benefici e sono talmente positivi che rimarranno parte fondamentale della tua alimentazione anche in futuro.

Buona Fortuna a te che finalmente puoi muoverti verso un nuovo splendente capitolo della vita, in forma e con energia!

LIBRO 3

DIETA SIRT

Tante Ricette Sfiziose per Guidarti con Gusto Verso il tuo Peso Forma. Dimagrisci e Mantieni i Tuoi Risultati Attivando il Gene Magro.

GIOVANNA SORRENTINO

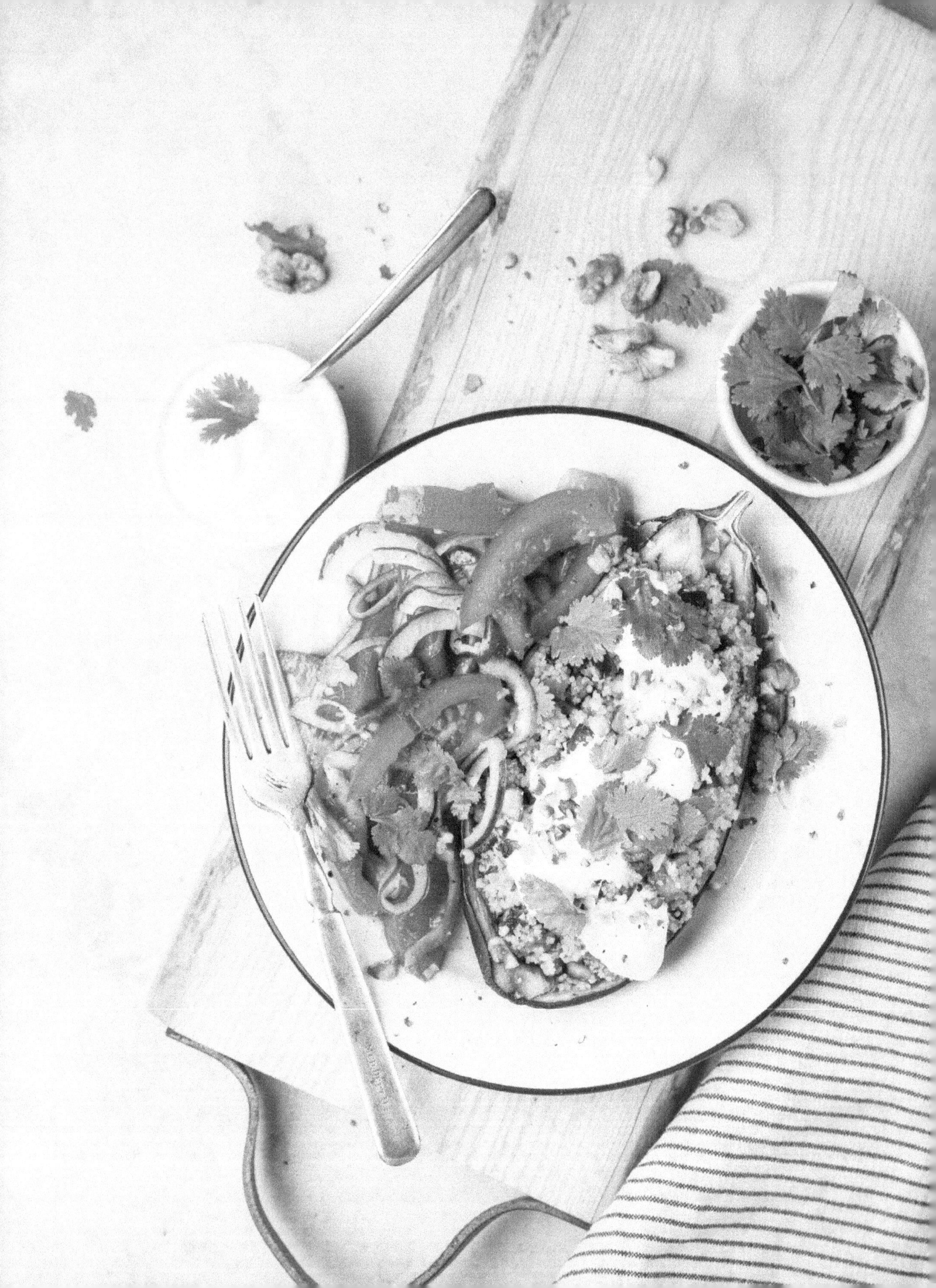

INTRODUZIONE

L' uomo fin dai tempi antichi ha avuto l'abitudine di inserire all'interno della propria alimentazione cibi ritenuti benefici, che si sono dimostrati tali anche alla luce degli studi dei nostri giorni. Man mano che gli effetti di nuove piante o frutti venivano scoperti, infatti, diventava poi uso comune adottarli nella dieta quotidiana.

Ovviamente, prima dell'avvento della chimica utilizzata sulle colture e delle tecniche di raffinazione industriale degli alimenti, i cibi erano naturali. La popolazione aveva davanti a sé molte difficoltà e si trovava di fronte a malattie anche gravi, ma di fatto la cattiva nutrizione non esisteva.

Oggi, se dal punto di vista medico la situazione è migliorata esponenzialmente, a causa di tutti i cibi processati a disposizione, ci troviamo comunque davanti a un problema purtroppo molto diffuso di malnutrizione che ha avuto e continua ad avere un impatto su milioni di persone nel mondo.

Ti starai probabilmente chiedendo come la Dieta Sirt sia stata scoperta. I ricercatori che hanno creato questo approccio alimentare hanno ripreso degli studi relativi a cibi ricchi di un particolare gruppo di proteine dette sirtuine, studiando a fondo gli affetti benefici derivanti dall'inclusione di tali cibi nell'alimentazione.

Hanno valutato a fondo anche l'alimentazione nei Paesi del mondo più famosi per longevità, scoprendo una correlazione diretta con le sirtuine e con tassi di incidenza di malattie molto gravi quali Alzheimer, osteoporosi, malattie cardiache e alcuni tipi di cancro sorprendentemente bassi rispetto alla media mondiale.

Stile di vita e alimentazione sembrano avere un impatto fondamentale sull'invecchiamento e sul mantenimento di buone capacità cognitive anche oltre i 90 anni, per esempio grazie a un consumo costante di alimenti come il cacao, che migliora la memoria e la funzionalità cerebrale, previene il diabete e addirittura protegge i denti da carie e placca se viene consumato senza l'aggiunta di zuccheri.

L'India, fiore all'occhiello fin dai tempi dell'Impero Britannico, può essere considerata un vero e proprio micro-continente. Il suo territorio così esteso offre una varietà infinita di verdure, frutta e soprattutto spezie quali la curcuma, detta "l'oro indiano".

L'India è infatti il maggiore produttore mondiale di questa spezia dorata utilizzata per il suo enorme contenuto di curcumina, potente anti infiammatorio e attivatore delle sirtuine.

La Cina invece è il più grande produttore di tè verde, da millenni la bevanda più diffusa al mondo dopo l'acqua nonché una con i maggiori benefici sulla salute.

Il consumo di te verde è associato a un potente effetto contro alcune forme di cancro (seno, prostata e polmone soprattutto) e a un abbassamento del rischio di malattie coronariche.

Stimola il metabolismo ed è perfetto per sostenere il metabolismo in una dieta dimagrante.

Un ultimo esempio è dato dalla nostra meravigliosa regione mediterranea, che da centinaia di anni utilizza l'olio extravergine d'oliva nell'alimentazione. Ma non solo, la nostra alimentazione che include grassi buoni come le noci è già predisposta per diminuire il rischio di diabete, sovrappeso e obesità, problemi cardiaci e anche alcune forme di cancro. La nostra Sardegna è nota per una delle popolazioni più longeve del mondo.

Nei prossimi capitoli verranno mostrati i cibi sirt principali da includere nella propria alimentazione e che rendono la Dieta Sirt un'alimentazione capace di stimolare la perdita di peso grazie ai migliori ingredienti da tutto il mondo e che sorprendentemente già si trovano nelle nostre cucine.

PREPARA LA TUA CUCINA

Sei convinta di perdere peso con la Dieta Sirt e finalmente raggiungere il tuo obiettivo. Per iniziare al meglio, è importante dare uno sguardo a cucina, frigorifero e dispensa in modo da essere pronta a gestire i prossimi giorni nel migliore dei modi.

Controlla quello che hai già a disposizione: alcuni ingredienti potranno essere utilizzati, altri andranno lasciati per dopo, oppure eliminati, così come eventualmente ingredienti utilizzati da altri membri della famiglia.

E' importante che tu abbia a disposizione tutto l'occorrente a portata di mano, evitando di avere intorno inutili tentazioni che possano vanificare i tuoi sforzi.

Se vivi con la tua famiglia o con altre persone valuta se sia meglio coinvolgerle nella dieta o meno. Generalmente avere persone che possono sostenerci durante il viaggio o addirittura percorrerlo con noi è positivo. Tra l'altro le ricette di questo libro sono davvero per tutti i gusti e possono accontentare tutti.

INGREDIENTI UTILI IN DISPENSA

Gli ingredienti che seguono sono probabilmente già nella tua dispensa. Nel caso non lo fossero, può essere utile fare una minima scorta in modo da averli a disposizione durante le prossime settimane. Molti di essi dureranno molto a lungo, anche mesi.

Alimenti di Base:
Bicarbonato di sodio, Burro d'Arachidi, Cacao in polvere, Capperi, Concentrato di pomodoro, Farina d'avena (eventualmente aromatizzata), Farina, Fiocchi d'avena, Lievito per dolci, Miele, Olio Spray, Pangrattato, Pomodori pelati, Preparato per brodo (naturale e senza glutammato), Riso Basmati, Riso Integrale, Salsa di pomodoro, Vino rosso.

Condimenti:
Aceto balsamico, Olio extra vergine d'oliva, Olio di cocco, Olio di sesamo, Senape, Sale, Salsa di soia.

Erbe e Spezie:
Aglio, Alloro, Aneto, Cannella, Cumino, Curcuma, Curry, Garam Masala, Maggiorana, Noce moscata, Origano, Paprika, Pepe, Peperoncino, Rosmarino, Salvia, Timo, Vaniglia, Zenzero.

Frutta Secca e Semi: Mandorle, Noci, Semi di sesamo, Semi di zucca.

.

TANTE GUSTOSE RICETTE

Adatte a tutte le fasi della dieta.
I Valori Nutrizionali si intendono per porzione.

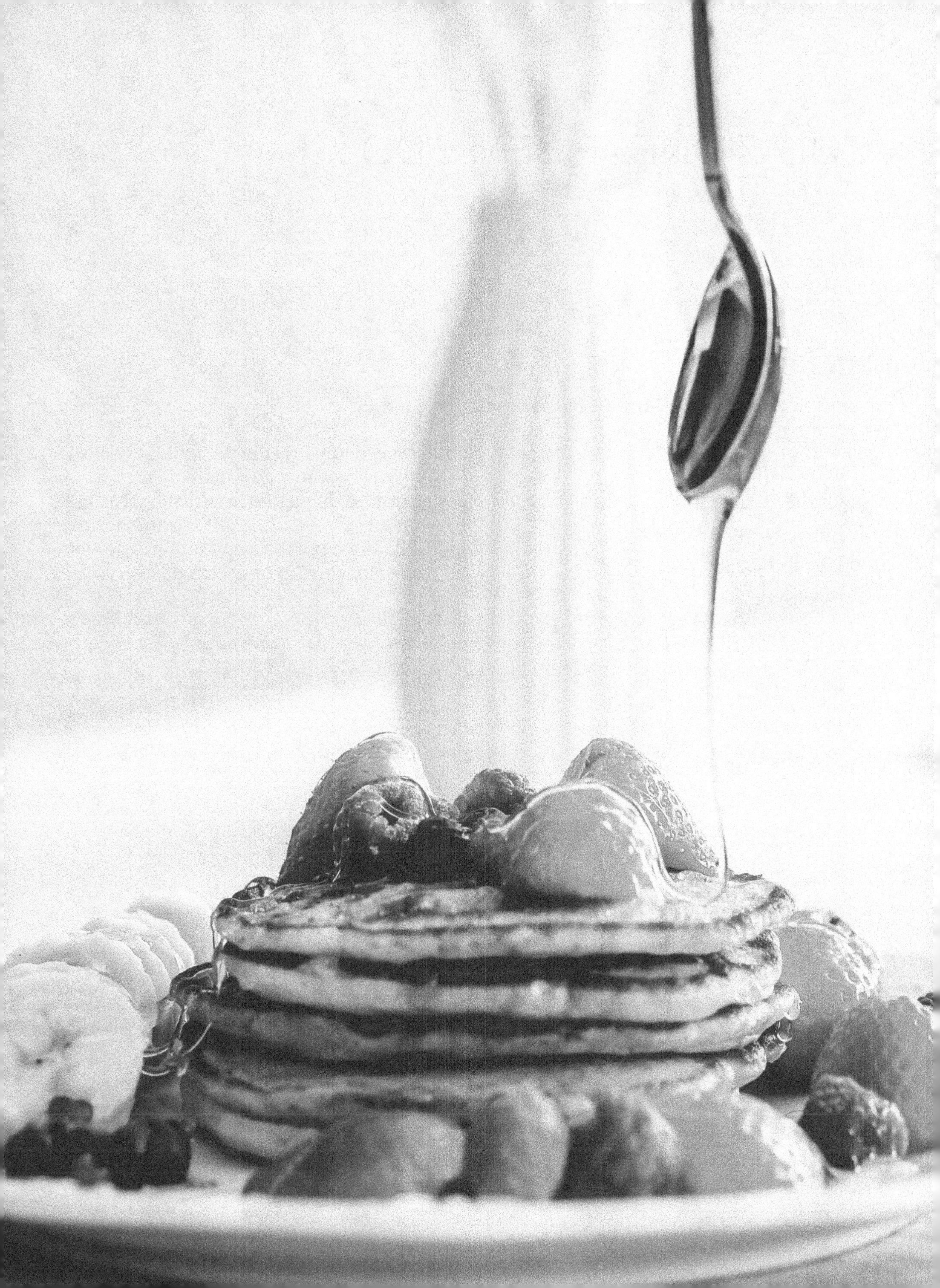

COLAZIONE - RICETTE DOLCI

SUCCO SIRT

DOSI: 1 persona • TEMPO DI PREPARAZIONE: 5 minuti

INGREDIENTI
Ricetta 1:

1 manciata prezzemolo

1 gambo sedano

1 mela

½ limone

Ricetta 2:

1 cetriolo

1 gambo sedano

1 mela

3 foglie di menta

Scegli una ricetta tra quelle indicate. Aggiungi tutti gli ingredienti in un estrattore, seguendo le istruzioni. Nel caso non ne avessi uno, utilizza un normale frullatore e poi filtra con un filtro per latte vegetale. Versa in un bicchiere e servi.

VALORI NUTRIZIONALI MEDI
Calorie: 30kcal, Grassi 0.4 g, Carboidrati 4.5 g, Proteine 1 g

AVENA AL TÈ MATCHA

DOSI: 1 persona • TEMPO DI PREPARAZIONE: 10 minuti + 8 ore

INGREDIENTI
40g fiocchi di avena
1 cucchiaino di semi di chia
½ cucchiaino tè matcha
1 cucchiaino miele
120ml latte di mandorla, senza zucchero
Un pizzico di cannella
1 mela, a cubetti
2 noci, spezzettate

Mescolare avena, latte, chia, matcha e miele in un contenitore e lasciare riposare in frigorifero per una notte.

Al mattino guarnire scaldare i cubetti in padella con la cannella. Guarnire l'avena con la mela e le noci.

Può essere preparata in anticipo e lasciata fino a 3 giorni nel frigo in un contenitore ermetico.

VALORI NUTRIZIONALI

Calorie: 324, Grassi: 3.1g, Carboidrati: 26.6g, Proteine: 12.9g

FRULLATO AL CIOCCOLATO E BURRO D'ARACHIDI

DOSI: 2 persone • TEMPO DI PREPARAZIONE: 5 minuti

INGREDIENTI
1 banana
1 misurino di proteine in polvere al cioccolato
2 cucchiai burro d'arachidi
200ml latte di mandorla, senza zucchero
½ cucchiaino curcuma

Mettere tutti gli ingredienti in un frullatore e frullare per 1 minuto fino a ottenere una consistenza liscia e spumosa.

Dividere in due bicchieri e servire.

Si conserva in frigo in contenitore chiuso fino a 3 giorni.

VALORI NUTRIZIONALI

Calorie 233cal, Grassi 11 g, Carboidrati 17 g, Proteine 14g

FRULLATO PROTEICO VANIGLIA E FRUTTI DI BOSCO

DOSI: 2 persone • TEMPO DI PREPARAZIONE: 5 minuti

INGREDIENTI
  100g more
  100g. fragole
  100g lamponi
  2 misurini di proteine in polvere alla vaniglia
  400ml latte di mandorla, senza zucchero

Mettere tutti gli ingredienti in un frullatore e frullare per 1 minuto fino a ottenere una consistenza liscia e spumosa.

Dividere in due bicchieri e servire.

Si conserva in frigo in contenitore chiuso fino a 3 giorni.

VALORI NUTRIZIONALI
Calorie 151kcal, Grassi 2.8 g, Carboidrati 10.9 g, Proteine 20.3g

PANCAKE AI MIRTILLI

DOSI: 2 persone • TEMPO DI PREPARAZIONE: 15 minuti

INGREDIENTI
  1 banana
  2 cucchiai burro d'arachidi
  150g farina integrale
  150g mirtilli
  1 cucchiaino miele
  1 pizzico cannella
  400ml latte di mandorla, senza zucchero
  Olio spray

Mettere tutti gli ingredienti eccetto i mirtilli in un frullatore e frullare per 1 minuto fino a ottenere una consistenza liscia, aggiungere i mirtilli interi e mescolare.

Spruzzare una padella media con l'olio spray e scaldarla bene.

Versare l'impasto un mestolo alla volta e cuocere il pancake per circa 2/3 minuti per parte fino a che dorato. Ripetere fino ad aver terminato la pastella.

I pancake possono essere preparati in anticipo, tenuti in frigo fino a 3 giorni (o congelati) e riscaldati successivamente.

VALORI NUTRIZIONALI

Calorie 408kcal, Grassi 14 g, Carboidrati 53 g, Proteine 10.2g

PANCAKE ALLE FRAGOLE E MELE

DOSI: 4 persone • TEMPO DI PREPARAZIONE: 55 minuti

INGREDIENTI

2 mele, a cubetti
150g fiocchi d'avena
50g farina integrale
2 bianchi d'uovo
300ml latte di mandorla, senza zucchero
½ cucchiaino vaniglia
200g fragole
2 cucchiaini di miele
Olio spray

Mettere i fiocchi d'avena e la farina in una ciotola, aggiungere il latte poco a poco, mescolando per non formare grumi. Aggiungere le mele.

Montare a neve gli albumi e mescolarli delicatamente al composto. Far riposare 15 minuti in frigorifero.

Mettere le fragole e il miele in una padella e riscaldarli a fuoco basso fino a che rilasciano tutti i succhi. Spegnere e lasciare da parte.

Spruzzare una padella media con l'olio spray e scaldarla bene.

Versare l'impasto un mestolo alla volta e cuocere il pancake per circa 2/3 minuti per parte fino a che dorato.

Ripetere fino ad aver terminato la pastella. Servire guarnendo con lo sciroppo di fragole.

VALORI NUTRIZIONALI
Calorie: 370kcal, Grassi 10.83 g, Carboidrati: 79 g, Proteine 11.71 g

PANCAKE CON COMPOSTA DI RIBES NERO

DOSI: 4 persone • TEMPO DI PREPARAZIONE: 30 minuti

INGREDIENTI

100g farina integrale
50g farina di grano saraceno
100g fiocchi d'avena
1 banana schiacciata
1 punta di cucchiaino di bicarbonato
2 uova
250ml latte di mandorla, senza zucchero
300g ribes nero
2 cucchiaini di zucchero di canna
½ cucchiaino succo di limone

Preparare la composta facendo scaldare il ribes nero con lo zucchero, il limone e 3 cucchiai di acqua per circa 10 minuti a fuoco molto basso.

Mettere gli ingredienti secchi in una ciotola, aggiungere la banana e mescolare. Aggiungere il bicarbonato e le uova e mescolare.

Aggiungere infine il latte di mandorla poco alla volta.

Spruzzare una padella media con l'olio spray e scaldarla bene.

Versare l'impasto un mestolo alla volta e cuocere il pancake per circa 2/3 minuti per parte fino a che dorato.

Ripetere fino ad aver terminato la pastella.

Servire guarnendo con la composta di ribes

VALORI NUTRIZIONALI
Calorie 201kcal, Grassi 7 g, Carboidrati 40g, Proteine 5.8g

PANCAKES CON FRAGOLE CARAMELLATE

DOSI: 2 persone • TEMPO DI PREPARAZIONE: 25 minuti

INGREDIENTI
1 uovo
75g farina integrale
45g farina di grano saraceno
150ml latte scremato
250g fragole
2 cucchiaini miele
1 cucchiaino cocco rapè
Olio spray

Mescolare le farine in una ciotola, aggiungere il tuorlo e mescolare fino a ottenere un impasto molto denso. Aggiungere il latte poco a poco e mescolare bene per evitare grumi.

In un'altra ciotola, montare a neve il bianco d'uovo e mescolarlo delicatamente all'impasto facendo attenzione a non farlo smontare.

Scaldare una padella unta con olio spray e formare piccoli pancake da 10cm di diametro. Cuocerli 2 minuti per lato fino a che dorati. Ripetere fino ad esaurire la pastella a disposizione.

In un'altra padella far caramellare le fragole con il miele

Dividere i pancake in due piatti, guarnire la metà delle fragole, spolverare con il cocco e servire.

VALORI NUTRIZIONALI
Calorie: 275, Grassi: 4.1g, Carboidrati: 26.6g, Proteine: 21.9g

PANCAKE RUSTICI AL GRANO SARACENO

DOSI: 4 persone • TEMPO DI PREPARAZIONE: 40 minuti

INGREDIENTI

300g fragole a pezzetti
200g farina di grano saraceno
1 uovo
200ml latte
Olio spray
Succo di 1 arancia
1 cucchiaino di miele

Mettere il latte in una ciotola, aggiungere l'uovo e mescolare.

Setacciare la farina e mescolare con una frusta fino a ottenere una pastella liscia.

Mescolare un terzo delle fragole a pezzi molto piccoli nell'impasto e condire le restanti con il succo di arancia e il miele.

Lasciar riposare qualche minuto.

Cuocere un mestolo di pastella per volta per circa 2/3 minuti per lato fino a che dorato e ripetere fino a terminare la pastella.

Servire con le fragole e il succo d'arancia.

VALORI NUTRIZIONALI

Calorie 180kcal, Grassi 7.5 g, Carboidrati 22.5 g, Proteine 7.4g

PARFAIT ALLE FRAGOLE

DOSI: 2 persone • TEMPO DI PREPARAZIONE: 5 minuti + notte in frigo

INGREDIENTI

400g fragole
4 cucchiaini di semi di chia
2 cucchiai di cocco rapè
3 cucchiaini di miele
400g latte di mandorla, senza zucchero
½ cucchiaino vaniglia

Prendere una ciotola, aggiungere i semi di chia, il cocco, il miele e la vaniglia.

Mescolare e lasciar riposare in frigo 1 notte.

Assemblare distribuendo il composto di chia, ormai di consistenza simile a un budino, in due bicchieri alti e alternandolo a strati di fragole fino a terminare gli ingredienti, avendo cura di tenere qualche pezzetto di fragola per decorare.

Servire.

Si conserva fino a 5 giorni in frigorifero.

VALORI NUTRIZIONALI

Calorie 239kcal, Grassi 9.5 g, Carboidrati 9.9 g, Proteine 34g

PORRIDGE DI AVENA AL CIOCCOLATO E NOCI

DOSI: 2 persone • TEMPO DI PREPARAZIONE: 25 minuti

INGREDIENTI

150g fiocchi d'avena
150ml latte di mandorla, senza zucchero
150ml acqua
½ cucchiaino cannella
½ cucchiaino vaniglia
1 cucchiaino miele
2 cucchiai di cioccolato 85% spezzettato
4 noci

In un pentolino portare a bollore latte e acqua con i fiocchi di avena e cuocere circa 10 minuti fino a raggiungere una consistenza cremosa.

Aggiungere il miele e rimuovere dal fuoco.

Suddividere in due ciotole, guarnire con il cioccolato e le noci spezzettate e servire.

VALORI NUTRIZIONALI
Calorie 358 kcal; Grassi 4.7 g; Carboidrati 3.7 g; Proteine 12 g

SEMIFREDDO ALLE CILIEGIE

DOSI: 2 persone • TEMPO DI PREPARAZIONE: 5 minuti

INGREDIENTI

250g ciliegie, denocciolate
4 cucchiaini di semi di chia
2 cucchiai di farina di mandorle
2 cucchiaini miele
400ml latte di avena
1 goccia aroma mandorla
(facoltativo)

Mescolare tutti gli ingredienti eccetto le ciliegie in una ciotola, mescolare bene e lasciare riposare un minimo di 6 ore in frigorifero.

Quando il composto raggiunge una consistenza gelatinosa è possibile comporre le due porzioni alternando strati di ciliegie e di composto in una tazza alta.

Tenere qualche ciliegia per decorare la parte superiore e servire.

VALORI NUTRIZIONALI

Calorie 236kcal, Grassi 9.2g, Carboidrati 34.7g, Proteine 3.5g

SMOOTHIE AL CIOCCOLATO E DATTERI

DOSI: 2 persone • TEMPO DI PREPARAZIONE: 10 minuti

INGREDIENTI

4 datteri
2 cucchiaini cacao
2 cucchiaini semi di lino
1 cucchiaino burro di arachidi
½ cucchiaino vaniglia
1 pizzico cannella
300ml latte di mandorla, senza zucchero
4 cubetti di ghiaccio (facoltativi)

Mettere tutti gli ingredienti in un frullatore e frullare per 1 minuto fino a ottenere una consistenza liscia e spumosa.

Dividere in due bicchieri e servire.

Si conserva in frigo in contenitore chiuso fino a 3 giorni.

VALORI NUTRIZIONALI

Calorie 234kcal, Grassi 5 g, Carboidrati 25.5 g, Proteine 6 g

SMOOTHIE ALLA CILIEGIA

DOSI: 1 persone • TEMPO DI PREPARAZIONE: 5 minuti

INGREDIENTI

100g ciliegie, denocciolate
1 banana
250ml latte di avena, senza zucchero
4 cubetti di ghiaccio (facoltativo)

Mettere tutti gli ingredienti in un frullatore e frullare per 1 minuto fino a ottenere una consistenza liscia e spumosa.

Dividere in due bicchieri e servire.

Si conserva in frigo in contenitore chiuso fino a 3 giorni.

VALORI NUTRIZIONALI

Calorie 193kcal, Grassi 5.2 g, Carboidrati 38 g, Proteine 5.2g

SMOOTHIE AL MIRTILLO E CAVOLO RICCIO

DOSI: 2 persone • TEMPO DI PREPARAZIONE: 10 minuti

INGREDIENTI

300g mirtilli surgelati
100g cavolo riccio
2 datteri
1 cucchiaino semi di chia
½ cm zenzero fresco, sbucciato
300ml latte di cocco, senza zucchero

Mettere tutti gli ingredienti in un frullatore e frullare per 1 minuto fino a ottenere una consistenza liscia e spumosa.

Dividere in due bicchieri e servire.

Si conserva in frigo in contenitore chiuso fino a 3 giorni.

VALORI NUTRIZIONALI

Calorie 230kcal, Grassi 4.5 g, Carboidrati 28.8 g, Proteine 5.6 g

SMOOTHIE FRAGOLA, MANGO E YOGURT

DOSI: 2 persone • TEMPO DI PREPARAZIONE: 5 minuti

INGREDIENTI
1 mango
300g fragole
100g yogurt greco
200ml latte di mandorla, senza zucchero

Frullare tutti gli ingredienti, dividere in due bicchieri e servire immediatamente.

VALORI NUTRIZIONALI
Calorie: 160, Grassi: 1.1g, Carboidrati: 17.8g, Proteine: 1.6g

WAFFLE AI LAMPONI

DOSI: 2 persone • TEMPO DI PREPARAZIONE: 10 minuti

INGREDIENTI

150g farina integrale
200g lamponi
½ cucchiaino lievito
1 cucchiaino olio extra vergine d'oliva
200ml latte di mandorla, senza zucchero
¼ cucchiaino vaniglia
2 cucchiaini miele
Olio spray

Spruzzare la piastra dei waffle con olio spray e scaldarla (se non disponibile, è possibile cuocere la pastella come pancake, che verranno più spessi e consistenti).

In una ciotola mescolare farina e lievito.

Aggiungere vaniglia, olio, latte poco a poco mescolando bene per non far formare grumi.

Lasciar riposare 10 minuti.

Distribuire un mestolo di pastella sulla piastra rovente e richiuderla.

Cuocere 4/5 minuti finché ben dorato e ripetere con il resto della pastella.

Servire con i lamponi e il miele.

VALORI NUTRIZIONALI

Calorie 229kcal, Grassi 3.7 g, Carboidrati 35.4 g, Proteine 3.5g

WAFFLES AI SEMI DI LINO

DOSI: 2 persone • TEMPO DI PREPARAZIONE: 20 minuti

INGREDIENTI
- 150g farina integrale
- 1 cucchiaino di semi di lino, tritati
- 150ml latte di avena, senza zucchero
- 1 uovo
- ½ cucchiaino bicarbonato
- ½ cucchiaino estratto di vaniglia
- 2 cucchiaini miele
- Olio spray

Nel frattempo preparare l'impasto mescolando farina, semi di lino, bicarbonato, miele, vaniglia, uovo e latte in una ciotola, facendo attenzione a non formare grumi.

Lasciar riposare qualche minuto. Scaldare una piastra per waffle unta con olio spray in modo che sia ben calda.

Versare una porzione di impasto sulla piastra e cuocere circa 4 minuti fino a doratura. Ripetere fino a terminare l'impasto. Servire caldo.

Possono essere preparati in anticipo e conservati fino a 5 giorni in frigorifero in un contenitore ermetico.

VALORI NUTRIZIONALI
Calorie: 245, Grassi: 4.3g, Carboidrati: 22.8g, Proteine: 12.6g

FRITTATA AI POMODORI

DOSI: 2 persone • TEMPO DI PREPARAZIONE: 25 minuti

INGREDIENTI

50g formaggio grattugiato, es. Asiago
Una manciata di olive nere denocciolate e tagliate a metà
8 pomodori ciliegini, a metà
4 uova
1 manciata di prezzemolo, tritato
1 manciata di basilica, tritato
1 cucchiaino olio extra vergine d'oliva
1 cucchiaino di concentrato di pomodoro

Sbattere le uova in una ciotola con una frusta.

Aggiungere prezzemolo, basilico, olive, pomodori, concentrato, formaggio e un pizzico di sale e pepe.

Scaldare una padella con l'olio a fuoco medio/alto.

Versare il composto e cuocere coperto per circa 10 minuti girando a metà cottura finché ben dorata su entrambi i lati.

VALORI NUTRIZIONALI
Calorie 269 kcal; Grassi 23.76 g, Carboidrati 5.49 g, Proteine 9.23 g

OMELETTE AL SALMONE

DOSI: 1 persone • TEMPO DI PREPARAZIONE: 25 minuti

INGREDIENTI

2 uova
50g salmone affumicato, a fette
½ cucchiaio capperi
3 manciate rucola
1 manciata prezzemolo, tritato
1cucchiaino olio extra vergine d'oliva

Sbattere le uova in una ciotola con una frusta.

Aggiungere capperi, prezzemolo, sale e pepe.

Scaldare una padella con l'olio a fuoco medio/alto.

Versare il composto e cuocere per circa 5 minuti, aggiungere il salmone e la rucola in una metà e piegare l'omelette in due.

Servire subito.

VALORI NUTRIZIONALI
Calorie: 303 Grassi 22g Carboidrati 12g Proteine 23g

OMELETTE ALLE ERBE

DOSI: 1 persone • TEMPO DI PREPARAZIONE: 15 minuti

INGREDIENTI

1 cucchiaino olio extra vergine d'oliva
1 scalogno, affettato
2 uova
una manciata prezzemolo, tritato
una manciata erba cipollina, tritata
una manciata rucola

Scaldare una padella con l'olio e quando è calda aggiungere lo scalogno e soffriggere a fuoco basso per 5 minuti.

Sbattere le uova in una padella con una frusta con un pizzico di sale e pepe, versare nella padella sopra lo scalogno facendo in modo che si distribuisca uniformemente.

Cuocere per 3 minuti coperto.

Aggiungere prezzemolo, erba cipollina e rucola e chiudere a metà.

Servire subito.

VALORI NUTRIZIONALI
Calorie 221 kcal, Grassi 28 g, Carboidrati 10.6 g, Proteine 9.5 g

SBRICIOLATA DI TOFU E FUNGHI

DOSI: 1 persone • TEMPO DI PREPARAZIONE: 40 minuti

INGREDIENTI

150g tofu
½ cucchiaino curcuma
½ cucchiaino curry
150g cavolo riccio, tagliato fine
1 cucchiaino extra vergine d'oliva
½ cipolla rossa, tritata
200g funghi, affettati
Una manciata prezzemolo, tritato

Mettere il tofu tra due piatti e applicare sopra un peso, come per esempio una padella, per qualche minuto affinché perda parte dell'acqua.

Mescolare curry, curcuma e 1 o 2 cucchiaini di acqua fino a formare una pasta.

Lessare il cavolo riccio per 3 minuti.

In una padella scaldare l'olio, aggiungere i funghi e la cipolla e cuocere a fuoco alto senza aggiungere sale fino a cottura quasi ultimata.

Sbriciolare il tofu nella padella, aggiungere la pasta di curcuma e mescolare accuratamente in modo che si insaporisca bene.

Cuocere altri 2 minuti, aggiungere il cavolo riccio, mescolare e servire guarnendo il piatto con il prezzemolo tritato.

VALORI NUTRIZIONALI
Calorie: 333 kcal Grassi 22.89 g Carboidrati: 18.8 g Proteine 20.9 g

UOVA STRAPAZZATE ALLA CIPOLLA ROSSA

DOSI: 1 persona • TEMPO DI PREPARAZIONE: 5 minuti

INGREDIENTI
  2 uova
  1 cucchiaio Parmigiano
  ½ cipolla rossa
  1 cucchiaino prezzemolo, tritato
  1 cucchiaino olio extravergine
d'oliva

Scaldare una padella con l'olio e rosolare la cipolla per qualche minuto.

In una ciotola sbattere le uova con il parmigiano, un pizzico di sale e pepe. Aggiungerle alle cipolle, continuando a mescolare fino a che raggiungono la consistenza desiderata.

Servire subito.

VALORI NUTRIZIONALI
Calorie: 283, Grassi: 5.1g, Carboidrati: 10.8g, Proteine: 21.9g

UOVA STRAPAZZATE VERDI

DOSI: 2 persone • TEMPO DI PREPARAZIONE: 15 minuti

INGREDIENTI

4 uova
½ cucchiaino curcuma
2 cucchiaini olio extra vergine d'oliva
200g cavolo riccio

Scaldare una padella con cucchiaino di olio e quando calda cuocere per 5/6 minuti il cavolo riccio tagliato molto fine con un pizzico di sale e pepe.

Mettere da parte.

In una ciotola aggiungere uova, curcuma, sale, pepe e mescolare molto bene con una frusta incorporando aria.

Scaldare una padella con cucchiaino di olio e cuocere velocemente le uova strapazzate continuando a mescolare con una spatola.

Negli ultimi secondi di cottura incorporare il cavolo preparato in precedenza.

Servire subito.

VALORI NUTRIZIONALI
Calorie 183kcal, Grassi 13.4 g, Carboidrati 4.3 g, Proteine 12.1 g

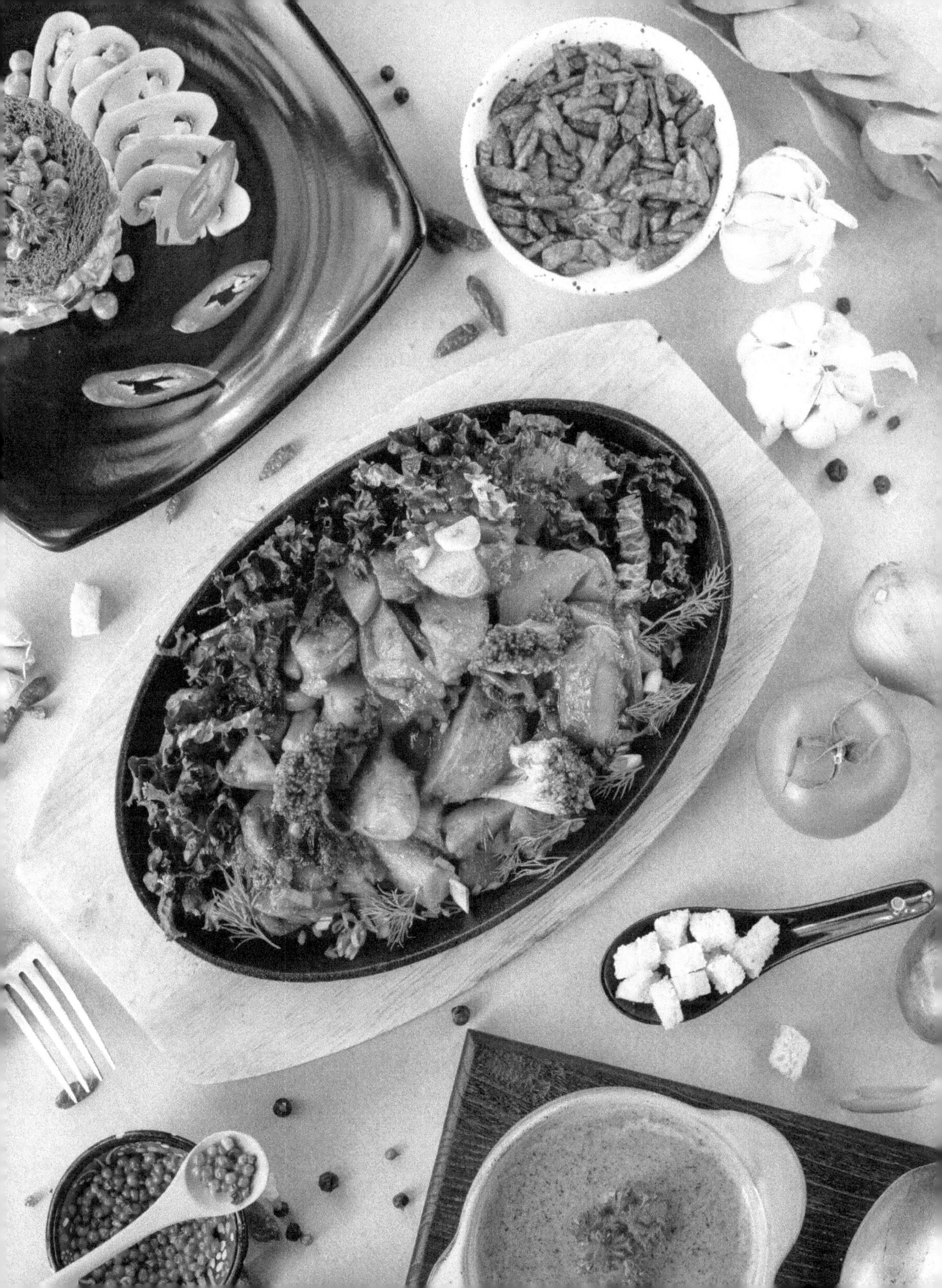

PRANZI E CENE

BOCCONCINI DI POLLO ALLA SORRENTINA

DOSI: 2 persone • TEMPO DI PREPARAZIONE: 40 minuti

INGREDIENTI

300g petto di pollo, a cubetti
1 lattina di pomodori pelati
2 cucchiai di farina di grano saraceno
50g mozzarella light
½ cipolla rossa
2 cucchiaini olio extravergine d'oliva
1 manciata di prezzemolo, tritato

Come prima cosa, preparare il sugo in cui cuocerà il pollo. Tagliare la cipolla rossa a fettine fini e soffriggerla a fuoco dolce in una padella con 1 cucchiaino di olio.

Aggiungere i pomodori pelati spezzettati con una forchetta e lasciar sobbollire per circa15 minuti a fuoco basso, girando di tanto in tanto. Regolare di sale e pepe.

Infarinare leggermente i cubetti di pollo con la farina e rimuovere l'eccesso.

Scaldare un'altra padella con il rimanente cucchiaino di olio e far dorare il pollo su tutti i lati. Regolare di sale e pepe e versare il sugo sopra il pollo. Abbassare il fuoco e terminare la cottura per ulteriori 15 minuti.

Spegnere il fuoco, aggiungere la mozzarella tritata e il prezzemolo. Lasciare riposare 2 minuti prima di servire.

VALORI NUTRIZIONALI
Calorie: 335 Grassi 12g Carboidrati 38g Proteine 19g

BURGER AFFUMICATI DI CANNELLINI

DOSI: 6 persone • TEMPO DI PREPARAZIONE: 40 minuti

INGREDIENTI

200g fagioli cannellini, scolati
200g lenticchie, scolate
2 spicchi d'aglio, spremuti
½ cucchiaino di cipolla in polvere
2 cucchiaini paprika affumicata
½ cucchiaino curcuma
80g pangrattato integrale
1 cucchiaio di farina di ceci
1 uovo
2 manciate prezzemolo, tritato
Olio spray
350g rucola
2 cucchiaini di olio extravergine d'oliva
1 cucchiaio di succo di limone
½ cucchiaino di fumo liquido (opzionale)

Frullare i cannellini con le lenticchie, l'aglio, la cipolla, la paprika, la curcuma, il fumo liquido, sale e pepe, meglio se a impulsi per mantenere l'impasto grumoso e non troppo liscio.

Trasferire in una ciotola, aggiungere l'uovo, la farina di ceci, il pangrattato e il prezzemolo. Lasciar riposare l'impasto per 30 minuti.

Accendere il forno a 180°C ventilato.

Prelevare una manciata di impasto, dare la forma di un burger e porre su una teglia foderata di carta forno. Ripetere fino a terminare l'impasto. Spruzzare con olio spray e cuocere circa 15-16 minuti girando dopo 10.

Servire con una semplice insalatina di rucola condita con olio e limone.

I burger possono essere preparati in anticipo e conservati per 5giorni in frigorifero, oppure congelati.

VALORI NUTRIZIONALI

Calorie: 340kcal, Grassi 9g, Carboidrati 18g, Proteine 14g

BURGER DI SALMONE ALL'ERBA CIPOLLINA

DOSI: 2 persone • TEMPO DI PREPARAZIONE: 30 minuti

INGREDIENTI

300g filetto di salmone
1 uovo
½ cipolla rossa, tritata
1 cucchiaino di capperi, tritati
1 cucchiaio farina di ceci
2 cucchiai pangrattato integrale
1 manciata erba cipollina, tritata
1 manciata prezzemolo
2 cucchiaini di olio extravergine
d'oliva

Frullare il salmone e i capperi a impulsi, oppure tritarli molto fini al coltello.

In una ciotola, mescolare il composto di salmone e capperi, l'uovo, la cipolla rossa tritata finissima, la farina di ceci, l'erba cipollina, il prezzemolo, il pangrattato, sale e pepe. Mescolare bene e lasciare riposare 15 minuti.

Formare i burger e cuocerli in padella con l'olio bollente finché dorati su tutti i lati.

I burger possono essere preparati in anticipo e conservati in frigo per 2 giorni oppure in freezer.

VALORI NUTRIZIONALI

Calorie: 198 Grassi 7g Carboidrati: 30g Proteine 3g

CARTOCCI DI MERLUZZO ALLA MEDITERRANEA

DOSI: 1 persone • TEMPO DI PREPARAZIONE: 40 minuti

INGREDIENTI

- 300g filetti di merluzzo
- 150g pomodori datterini
- 150g pomodorini ciliegino giallo
- 1 cucchiaio capperi
- 1 cucchiaio olive nere, denocciolate
- 2 cucchiaini olio extravergine d'oliva
- 1 manciata prezzemolo, tritato
- 2 cucchiai succo di limone

Creare due cartocci con un foglio di alluminio.

All'interno di ciascun cartoccio, disporre metà pomodorini gialli e rossi tagliati in due, metà capperi e metà olive nere tagliate a rondelle.

Regolare di sale e pepe e disporre i filetti di merluzzo.

Condire con olio, sale, pepe e un cucchiaio di succo di limone per cartoccio.

Cuocere in forno per 15 minuti a 180°C.

Cospargere con il prezzemolo prima di servire.

VALORI NUTRIZIONALI

Calorie 215 kcal Grassi 4g Carboidrati 14g Proteine 7g

COUS COUS VEGETARIANO

DOSI: 2 persone • TEMPO DI PREPARAZIONE: 30 minuti

INGREDIENTI

1 zucchina
1 peperone
1 melanzana
½ cipolla rossa
100g tofu
1 spicchio d'aglio, spremuto
1 cucchiaio salsa di soia
2 cucchiaini olio extra vergine d'oliva
75g cous cous integrale
2 datteri
1 cucchiaino curcuma

Marinare il tofu a cubetti piccoli nella salsa di soia.

Nel frattempo, riscaldare una padella con un cucchiaino di olio e soffriggere la cipolla a rondelle e l'aglio spremuto per 5 minuti.

Aggiungere le melanzane a cubetti, il peperone a quadretti e per ultimi, dopo 5 minuti, la zucchina a rondelle e il tofu ben scolato.

Lasciare insaporire a fuoco alto, salando e pepando solo alla fine. Ci vorranno circa 6-8 minuti.

Nel frattempo cuocere il cous cous coprendolo con 150ml di acqua salata e aggiungendo la curcuma e l'olio. Sgranare bene con una forchetta non appena l'acqua sarà assorbita.

Aggiungere il cous cous alle verdure. Mescolare, guarnire con il prezzemolo tritato e servire.

VALORI NUTRIZIONALI

Calorie: 493kcal Grassi 14g Carboidrati: 96g Proteine 14g

CRUDO DI PARMA CON RUCOLA ALL'ARANCIA

DOSI: 2 persone • TEMPO DI PREPARAZIONE: 5 minuti

INGREDIENTI

150g prosciutto Crudo di Parma
300g rucola
2 cucchiaini olio extra vergine d'oliva
1 cucchiaio di succo d'arancia

Mescolare il succo d'arancia con l'olio d'oliva, sale e pepe e condire la rucola.

Mettere la rucola su un piatto da portata e guarnire con il prosciutto crudo.

Servire subito.

VALORI NUTRIZIONALI
Calorie 220kcal, Grassi 7 g, Carboidrati 7 g, Proteine 33.5g

CURRY VEGETARIANO

DOSI: 2 persone • TEMPO DI PREPARAZIONE:50 minuti

INGREDIENTI

1 carota
½ cipolla rossa
1 patata dolce
 1 spicchio di aglio
2 cucchiai curry
½ cucchiaino di cumino
200ml brodo vegetale
1 lattina di pelati
200g ceci, scolati
200g piselli
2 cucchiaini olio di cocco
50g grano saraceno

Lessare il grano saraceno in acqua bollente salata per 25 minuti. Scolare e mettere da parte.

Nel frattempo scaldare l'olio in una padella e quando calda aggiungere cumino, aglio, cipolla e curry e soffriggere qualche minuto.

Aggiungere i pelati spezzettati con una forchetta e lasciar cuocere a fuoco vivo per 5 minuti.

Aggiungere la carota e la patata dolce tagliate a tocchetti, i ceci, i piselli e il brodo.

Regolare di sale e pepe e lasciar sobbollire per 15 minuti. Unire il grano saraceno e lasciare insaporire altri 10 minuti.

Spolverare con il prezzemolo tritato prima di servire.

VALORI NUTRIZIONALI
Calorie: 397 kcal Grassi 6.07 g Carboidrati: 81.55 g Proteine 9.35 g

GAMBERONI PICCANTI CON SPINACI

DOSI: 2 persone • TEMPO DI PREPARAZIONE: 45 minuti

INGREDIENTI

100g riso integrale
250g spinaci
1 cucchiaino olio extra vergine d'oliva
1 spicchio d'aglio, tritato
½ cipolla rossa, tritata
½ peperoncino, affettato
½ cm zenzero, grattugiato
400g gamberoni, puliti
1 cucchiaio salsa di soia
1 manciata prezzemolo, tritato

Lessare il riso integrale in acqua bollente salata per 25-30 minuti e mettere da parte.

In una padella, scaldare l'olio, soffriggere la cipolla a fuoco vivace con zenzero, peperoncino e aglio per 2-3 minuti.

Aggiungere gli spinaci e lasciare appassire altri 3-4 minuti.

Aggiungere i gamberoni puliti e la salsa di soia e continuare la cottura per circa 7-8 minuti finché i gamberoni saranno cotti.

All'ultimo minuto aggiungere il riso e mescolare per far amalgamare i sapori.

Guarnire con il prezzemolo tritato e servire.

VALORI NUTRIZIONALI
Calorie 403 kcal Grassi 15.28 g Carboidrati: 50.87 g Proteine 16.15 g

GRANO SARACENO ALLE CIPOLLE

DOSI: 2 persone • TEMPO DI PREPARAZIONE: 35 minuti

INGREDIENTI

160g grano saraceno
2 cipolle rosse, affettate
1 cipolla bianca, affettata
2 cucchiaini olio extra vergine d'oliva

Lessare il grano saraceno per 23 minuti in acqua bollente salata.

Nel frattempo rosolare le cipolle in una padella con l'olio e abbondante sale e pepe.

Ci vorranno circa 10-12 minuti per renderle colorate e ben amalgamate.

Spegnere e attendere che il grano saraceno termini la cottura.

Scolarlo e mescolarlo con le cipolle nella padella, terminando la cottura per circa 5 minuti a fuoco vivace.

Servire caldo.

VALORI NUTRIZIONALI
Calorie: 232; Grassi 4g; Carboidrati: 14g; Proteine 9g

GRANO SARACENO CON FUNGHI E CIPOLLOTTO

DOSI: 2 persone • TEMPO DI PREPARAZIONE: 50 minuti

INGREDIENTI

- 160g grano saraceno
- 500ml brodo vegetale
- 3 cipollotti, affettati
- 300g funghi misti, a fette
- 2 cucchiaini olio extravergine d'oliva

Soffriggere il cipollotto a fuoco dolce in una padella calda con l'olio.

Aggiungere i funghi, mescolare.

Aggiungere il grano saraceno sciacquato, il brodo e aggiustare di sale e pepe.

Cuocere per 30 minuti, avendo cura di aggiungere brodo nel caso fosse necessario.

Servire caldo.

VALORI NUTRIZIONALI

Calorie 280kcal, Grassi 6 g, Carboidrati 21 g, Proteine 11g

INSALATA ARCOBALENO

DOSI: 1 persona • TEMPO DI PREPARAZIONE: 10 minuti

INGREDIENTI

80g lattuga
½ avocado
2 uova
½ peperone giallo
½ peperone rosso
½ cipolla rossa, a rondelle
½ pomodoro
1 carota, grattugiata
2 cucchiaini olio extra vergine d'oliva
1 cucchiaino aceto di vino bianco
1 cucchiaio capperi

Far rassodare le uova per 8 minuti in acqua bollente.

Raffreddarle sotto l'acqua corrente, pelarle e tagliarle a spicchi.

Tagliare i peperoni a strisce, il pomodoro e l'avocado a fette.

Creare un letto con la lattuga su un piatto da portata e distribuire i restanti in file colorate.

Guarnire con i capperi e condire con una vinaigrette fatta da olio, sale, pepe e aceto.

VALORI NUTRIZIONALI

Calorie: 40kcal Grassi 1g Carboidrati 5g Proteine 2g

INSALATA CON PANCETTA E MELA VERDE

DOSI: 2 persone • TEMPO DI PREPARAZIONE: 15 minuti

INGREDIENTI

200g rucola
2 fette di pancetta stesa
½ mela verde, a cubetti
2 cucchiai ribes rossi, disidratati
½ cipolla rossa, a rondelle
½ peperone, a cubetti
4 noci
½ cucchiaio succo di limone
2 cucchiaini senape
1 cucchiaino miele
2 cucchiaini olio extravergine di oliva

Scaldare una padella a fuoco alto e rosolare la pancetta in modo che diventi croccante e perda parte del grasso.

Appena cotta, asciugarla con della carta da cucina e tagliarla in strisce sottili.

Tagliare la mela a cubetti e aggiungere il succo di limone affinché non annerisca.

Condire la rucola in una ciotola con un cucchiaino di olio, sale e pepe.

Trasferirla su un piatto da portata, aggiungere la mela scolata dal succo di limone, le verdure, la pancetta, i ribes rossi e in ultimo le noci spezzettate.

Mescolare senape, miele, un cucchiaino d'olio, sale, pepe e un cucchiaino di acqua e versare il condimento per ultimo sopra l'insalata.

VALORI NUTRIZIONALI

Calorie: 70 Grassi 3g Carboidrati 6g Proteine 7g

INSALATA DI POLLO AL SESAMO

DOSI:2 persone • TEMPO DI PREPARAZIONE: 10 minuti

INGREDIENTI

1 cucchiaio semi di sesamo
1 cetriolo, a pezzi
150g spinaci baby
50g cavolo riccio, solo foglie tenere
½ cipolla rossa, tritata
200g petto di pollo grigliato
2 cucchiaini olio extra vergine d'oliva
1 cucchiaino olio di sesamo
Succo di 1 lime
1 cucchiaino miele
2 cucchiaini salsa di soia

Tostare i semi di sesamo in una padella, finché dorati e profumati.

Trasferirli su un piatto a raffreddare.

Preparare il condimento in una ciotolina mescolando olii, senape, miele, salsa di soia, succo di lime.

Mescolare il cetriolo tagliato a tocchetti, le foglie di cavolo riccio affettate finissime, gli spinaci baby, la cipolla tritata.

Aggiungere il condimento e lasciare riposare 5 minuti.

Sfilacciare il pollo.

Dividere l'insalata in due ciotole, guarnire con il pollo e i semi di sesamo. Servire.

VALORI NUTRIZIONALI

Calorie: 391 Grassi 15g Carboidrati 20g Proteine 39g

INSALATA DI POLLO CON SALSA ALLO YOGURT

DOSI: 1 persone • TEMPO DI PREPARAZIONE: 15 minuti

INGREDIENTI

50g yogurt greco

1cucchiaino succo di limone

1 cucchiaino curcuma

½ cucchiaino curry

1 pizzico peperoncino in polvere

200g petto di pollo grigliato, a tocchetti

8 noci, tritate

2 datteri, affettati

1 cucchiaino olio extravergine di oliva

¼ cipolla, affettata

250g indivia rossa o gialla, affettata sottilmente

Mescolare l'indivia con la cipolla, i datteri, le noci e il petto di pollo.

A parte mescolare yogurt, limone, curcuma, curry, peperoncino, olio, sale e pepe.

Trasferire il condimento nella ciotola con gli altri ingredienti e mescolare molto bene.

Dividere in due ciotole e servire.

VALORI NUTRIZIONALI

Calorie: 364 Grassi 12g Carboidrati 45g Proteine 15g

INSALATA DI SALMONE CON CREMA ALLA MENTA

DOSI: 1 persone • TEMPO DI PREPARAZIONE: 25 minuti

INGREDIENTI

140g filetto di salmone
100g lattuga
2 ravanelli, affettati
½ cetriolo
2 cipollotti, affettati
1 manciata prezzemolo, tritato
2 cucchiai yogurt greco
1 cucchiaino aceto
3 foglie di menta, tritate
1 cucchiaino olio extra vergine di oliva

Arrostire il salmone in forno a 180°C per circa 16-18 minuti.

In una ciotolina preparare il condimento con yogurt, olio, aceto, menta, prezzemolo, sale e pepe.

In una terrina aggiungere la lattuga, i ravanelli affettati, il cetriolo a pezzetti, i cipollotti e il salmone spezzato a pezzi grossi.
Condire con la salsa e mescolare molto bene. Servire.

VALORI NUTRIZIONALI

Calorie: 433 Grassi 9g Carboidrati 32g Proteine 18g

INSALATA DI SPINACI E SALMONE

DOSI: 1 persone • TEMPO DI PREPARAZIONE: 25 minuti

INGREDIENTI

100g spinaci baby
1 uovo
60g salmone affumicato
150g punte di asparagi
100g pomodori ciliegini
Succo di ½ limone
1 cucchiaino olio extravergine di oliva

Far rassodare l'uovo in acqua bollente per 8 minuti.

Scolare e far raffreddare sotto l'acqua corrente.

Scaldare una padella e far tostare le punte di asparago senza condimento (assumeranno un sapore nocciolato, completamente diverso da quello dell'asparago bollito).

Preparare un piatto da portata con gli spinaci baby, aggiungere i pomodorini, le punte di asparagi, il salmone affumicato e l'uovo a spicchi.

Condire l'insalata con l'olio, il limone, sale e pepe.

VALORI NUTRIZIONALI

Calorie: 452 Grassi 9g Carboidrati 26g Proteine 31g

INSALATA DI TONNO E PEPERONI

DOSI: 2 persone • TEMPO DI PREPARAZIONE: 20 minuti

INGREDIENTI

- 200g indivia rossa, tagliata fine
- 1 peperone giallo
- 1 peperone rosso
- 160g tonno al naturale, scolato
- 1 cucchiaio capperi
- 3 foglie di basilico
- 2 cucchiaini olio extravergine d'oliva

Cuocere i peperoni in forno a 200°C per 15 minuti fino a che la pelle sarà annerita.

Metterli in un sacchetto di carta (o del freezer) e lasciar riposare qualche minuto affinché sia più facile rimuovere la pelle.

Togliere anche il picciolo e i semi interni, ricavando delle strisce di peperone giallo e rosso. Porre da parte in un colino.

Tagliare l'indivia molto fine dopo aver scartato la parte più dura. Metterla in una ciotola.

Aggiungere i peperoni, il tonno scolato, i capperi, le foglie di basilico spezzettate a mano, sale, pepe e olio e mescolare molto bene.

Servire subito.

VALORI NUTRIZIONALI

Calorie: 193 Grassi 6g Carboidrati 12g Proteine 15g

INVOLTINI DI TACCHINO E CAVOLO RICCIO FILANTE

DOSI: 2 persone • TEMPO DI PREPARAZIONE: 40 minuti

INGREDIENTI

300g fesa di tacchino , a fette sottili
350g spinaci
50g formaggio tipo Asiago
2 spicchi d'aglio
2 cucchiai di vino
1 rametto di rosmarino
3 cucchiaini olio extravergine di oliva

Far appassire gli spinaci in una padella con 1 cucchiaino di olio e 1 spicchio di aglio.

Lasciarli raffreddare qualche minuto poi tritarli velocemente con un coltello.

Mescolare con l'Asiago grattugiato, sale e pepe e mettere da parte.

Battere le fette di tacchino in modo da assottigliarle bene. Suddividere il ripieno tra le varie fette. Arrotolarle e chiuderle con uno o due stuzzicadenti.

Scaldare il forno a 180°C.

Scaldare il restante olio in una padella, farlo insaporire con uno spicchio di aglio intero e rosmarino e rimuoverli dopo 2 minuti. Far rosolare gli involtini su tutti i lati per 5 minuti e finire la cottura in forno per 25 minuti.

VALORI NUTRIZIONALI

Calorie: 399 kcal Grassi 12.15 g Carboidrati: 85.27 Proteine 23.04 g

MELANZANE MEDITERRANEE

DOSI: 2 persone • TEMPO DI PREPARAZIONE: 70 minuti

INGREDIENTI

2 melanzane medie
1 cucchiaino origano
4 foglie basilico
2 spicchi aglio
2 cucchiaini olio extravergine oliva
100g lenticchie, scolate
150g macinato di tacchino
2 cipollotti
100g pomodori datterini
3 pomodori secchi
1 cucchiaio capperi
2 cucchiai parmigiano

Tagliare le melanzane a metà, scavare la polpa lasciando circa un cm dal bordo. Salarle e lasciarle a scolare l'acqua di vegetazione per qualche minuto.

Nel frattempo preparare il ripieno. In una padella scaldare l'olio, aggiungere l'aglio, i cipollotti, i pomodorini tagliati a metà, i pomodori secchi a strisce sottili, i capperi . Dopo qualche minuto aggiungere la carne, mescolare molto bene sgranandola con una forchetta. Dopo circa 5 minuti aggiungere l'origano, le lenticchie e la polpa delle melanzane. Regolare di sale e pepe e cuocere per 5 minuti. Spegnere il fuoco. Accendere il forno a 180°C.

Asciugare le melanzane con carta da cucina, riempirle con il ripieno e disporle in una pirofila adatta alla cottura in forno. Spolverare con il parmigiano e cuocere per circa 40°C.

Lasciar intiepidire prima di servire.

VALORI NUTRIZIONALI
Calorie: 389kcal; Grassi 4g; Carboidrati 37g; Proteine 26g

MERLUZZO SALTATO ALLE OLIVE

DOSI: 2 persone • TEMPO DI PREPARAZIONE: 35 minuti

INGREDIENTI

300g filetti di merluzzo
1 cucchiaio di olive nere, a rondelle
1 spicchio di aglio, spremuto
1 manciata di prezzemolo, tritato
2 pomodori secchi, a filetti
2 cucchiaini olio extravergine di oliva
½ peperoncino
Succo di ½ limone

Scaldare l'olio in una padella e farlo insaporire con l'aglio e il peperoncino a fuoco basso affinché non brucino.

Aggiungere il merluzzo e rosolarlo per qualche minuto finché dorato su tutti i lati (ci vorranno circa 3-4 minuti).

Aggiungere le olive nere e i pomodori.

Sfumare con il limone e togliere dal fuoco.

Servire con uno dei contorni inclusi in questo libro come per esempio le carote alla salvia.

VALORI NUTRIZIONALI
Calorie: 230 kcal Grassi 17.81 g Carboidrati: 17.25 g, Proteine 5.13 g

PEPERONI RIPIENI VEGETARIANI

DOSI: 2 persone • TEMPO DI PREPARAZIONE: 60 minuti

INGREDIENTI

100g riso basmati
2 peperoni gialli
100g tofu, sbriciolato
50g fagioli di soia (edamame)
2 cipollotti
1 manciata prezzemolo, tritato
2 cucchiai parmigiano
3 cucchiai di soia
2 cucchiaini olio extravergine di oliva

Mettere a marinare il tofu nella salsa di soia per 30 minuti.

Nel frattempo, lessare il riso per 18 minuti in acqua bollente salata. Scolare e versare in una ciotola.

Accendere il forno a 200°C.

In una padella, scaldare l'olio, soffriggere qualche minuto il cipollotto e poi aggiungere il tofu scolato dalla salsa di soia e gli edamame.

Saltare a fuoco alto per 5 minuti.

Aggiungere il riso e il prezzemolo, mescolare e spegnere.

Tagliare i peperoni per il lungo e rimuovere i semi e riempirli con il ripieno.

Spolverare con il parmigiano e cuocere in forno per 40°C.

Lasciare intiepidire prima di servire.

VALORI NUTRIZIONALI

Calorie: 250 Carboidrati: 22g Grassi 10g Proteine 17g

PESCE SPADA AL CARTOCCIO CON PATATE E CIPOLLOTTO

DOSI: 1 persone • TEMPO DI PREPARAZIONE: 40 minuti

INGREDIENTI

200g filetto di tonno
1 patata piccola, a fettine
1 cipollotto
1 cucchiaino capperi
2 cucchiaini olio extra vergine d'oliva
100g pomodori ciliegini
½ cipolla rossa, a rondelle
Buccia di mezzo limone, grattugiata
2 foglie di salvia
1 spicchio d'aglio

Prendere un foglio di alluminio per cucinare il cartoccio, disporre le fettine di patata come base, mettere sopra le fettine di cipolla rossa, salare e pepare leggermente.

Disporre la fetta di tonno sullo strato di patate e cipolle.

Tagliare i pomodorini in quarti, condirli con olio, sale pepe.

Aggiungere il cipollotto affettato molto fine, l'aglio spremuto, la salvia, i capperi e la buccia di limone grattugiata.

Lasciare insaporire qualche minuto e poi versare tutto sul tonno.

Chiudere il cartoccio e cuocere in forno per 25 minuti a 200°C.

VALORI NUTRIZIONALI

Calorie 251 kcal, Grassi 4g, Carboidrati 14g, Proteine 7g

PETTO DI POLLO CROCCANTE

DOSI: 1 persone • TEMPO DI PREPARAZIONE: 55 minuti

INGREDIENTI

2 cucchiai pangrattato integrale
3 noci
1 cucchiaio semi di sesamo
10g Parmigiano
1 albume
150g petto di pollo, a fette
1 cucchiaino olio di sesamo
100g lattughino
1cucchiaino olio extra vergine d'oliva

Accendere il forno a 180°C.

In un frullatore mettere pangrattato, parmigiano, sale, pepe e noci e tritare fino ad ottenere una panatura fine.

Aggiungere i semi di sesamo e mescolare.

Sbattere il bianco d'uovo per incorporare un po' d'aria e utilizzarlo per ricoprire le fette di pollo prima di panarle con il composto preparato in precedenza.

Scaldare una padella con l'olio di sesamo e a fuoco medio far colorare il pollo da entrambi i lati per 2-3 minuti.

Trasferirlo in una teglia da forno e terminare la cottura per 8-10 minuti a 180°C.

Servire con il lattughino condito con limone, sale e pepe.

VALORI NUTRIZIONALI

Calorie: 250 Grassi 8g Carboidrati: 27g Proteine 17g

PETTO DI TACCHINO ALL'ARANCIA

DOSI: 2 persone • TEMPO DI PREPARAZIONE: 35 minuti

INGREDIENTI

- 100g pomodorini ciliegino rosso
- 100g pomodorini ciliegino giallo
- 1 spicchio d'aglio
- 300g petto di pollo in un pezzo unico
- 1 cucchiaio di farina integrale
- Succo di 1 arancia
- 2 cucchiaini olio extravergine di oliva
- Maggiorana fresca

Infarinare il petto di pollo.

Riscaldare una padella con 1 cucchiaino di olio e far rosolare il pollo su tutti i lati per qualche minuto.

Irrorare con il succo di arancia e cuocere per ulteriori 15-18 minuti regolare di sale e pepe.

Mentre il pollo termina la cottura, scaldare una seconda padella con olio e aglio e far saltare i pomodorini con sale pepe e maggiorana.

Tagliare il pollo a fettine e servirlo con i pomodorini di contorno.

VALORI NUTRIZIONALI

Calorie: 134 Carboidrati: 27g Grassi 2g Proteine 4g

PIADINA DI GRANO SARACENO CON TACCHINO ALLO YOGURT

DOSI: 1 persone • TEMPO DI PREPARAZIONE: 40 minuti

INGREDIENTI

40g farina integrale
40g farina grano saraceno
2g lievito istantaneo
2g sale
2 cucchiaini olio extravergine d'oliva
150g petto di tacchino, a strisce
Salvia
rosmarino
Un pizzico di peperoncino, in polvere
1 spicchio di aglio
50 g indivia rossa, finemente affettata
50g yogurt
1 cucchiaino senape
¼ cipolla rossa, tritata

Impastare le farine con il lievito, il sale e 1 cucchiaio di acqua, continuando ad aggiungerne fino a che la consistenza sarà quella di un panetto morbido. Lasciare riposare per 15 minuti.

Stendere la piadina e dare una forma rotonda e spessa pochi millimetri.

Preparare la salsa mescolando yogurt, sale, pepe, senape e cipolla rossa.

Cucinare il ripieno: in una padella scaldare l'olio con l'aglio intero, il peperoncino la salvia e il rosmarino e far rosolare il tacchino. Regolare di sale e pepe e cuocere per circa 8-10 minuti.

Scaldare un'altra padella e cuocere la piadina a fuoco alto fino a che si formeranno le caratteristiche bollicine scure. Farcire la piadina con il tacchino e l'indivia, condire con la salsa e servire.

VALORI NUTRIZIONALI

Calorie: 397 Grassi 15g Carboidrati 33g Proteine 19g

PIATTO VEGETARIANO CON CAVOLFIORE ALLA CURCUMA

DOSI: 2 persone • TEMPO DI PREPARAZIONE: 50 minuti

INGREDIENTI

½ peperone rosso
1 peperoncino
2 spicchi d'aglio
2 cucchiaino olio extra vergine d'oliva
1 cucchiaio paprika
1 manciata prezzemolo, tritato
Succo di mezzo limone
200g tofu
200g cavolfiore
½ cipolla rossa
1cm zenzero, grattugiato
2 cucchiaini curcuma
4 pomodori secchi, tritati
1 manciata prezzemolo, tritato

Riscaldare il forno a 180°C. Tagliare i peperoni a strisce e metterli in una terrina adatta al forno. Condirli con lo spicchio d'aglio spremuto, sale e pepe, peperoncino, e lasciarli appassire per circa 20 minuti.

Frullarli con il limone fino a ottenere una salsa liscia. Tagliare il tofu a cubetti, condirlo con un cucchiaino di olio, sale, pepe e paprika e arrostire in forno per 20 minuti. Tritare il cavolfiore in un frullatore fino a ottenere una consistenza simile al riso.

Scaldare una padella con il restante olio, lo spicchio d'aglio tritato, la cipolla e lo zenzero e soffriggere per 3 minuti. Aggiungere la curcuma e il cavolfiore e cuocere per altri 5 minuti a fuoco alto salando solo alla fine.

Togliere dal fuoco, unire prezzemolo e pomodori secchi e servire con il tofu e la salsa di peperoni.

VALORI NUTRIZIONALI

Calorie 298kcal, Grassi 5 g, Carboidrati 55 g, Proteine 27.5g

POLLO AL FORNO CON POMODORINI CARAMELLATI

DOSI: 2 persone • TEMPO DI PREPARAZIONE: 90 minuti

INGREDIENTI

300g petto di pollo, intero
2 cucchiaini olio extravergine d'oliva
1 cipolla rossa, tritata
2 spicchi d'aglio
2 foglie salvia
1 rametto di timo
2 cucchiai di pangrattato integrale
1 pizzico di zucchero di canna
200g pomodorini

Accendere il forno a 150°C.

Per prima cosa preparare i pomodorini tagliati a metà e mescolati con la cipolla in una teglia abbastanza grande da contenere anche il pollo in un secondo momento.

In un mixer tritare il pangrattato con sale, pepe, salvia, timo uno spicchio d'aglio e lo zucchero di canna. Cospargere la panatura su pomodorini e cipolle e infornare.

Dopo circa 45 minuti, preparare il pollo facendolo rosolare in padella con olio e aglio fino a che sarà dorato su tutti i lati.

Dopodiché trasferirlo sulla teglia con i pomodorini e terminare la cottura per ulteriori 35-40 minuti

Tagliare il pollo a fettine e servire con i pomodorini.

VALORI NUTRIZIONALI

Calorie: 325 Grassi 6g Carboidrati: 77g Proteine 28g

POLLO AL LIMONE CON ZUCCHINE IN INSALATA

DOSI: 1 persone • TEMPO DI PREPARAZIONE: 40 minuti

INGREDIENTI

2 zucchine, a fette
50g pomodori datterini
150g petto di pollo, a strisce
1 spicchio d'aglio , a fette
2 foglie di salvia
Scorza e succo di ½ limone, grattugiata
1 cucchiaino olio extravergine di oliva
1 cucchiaio di olive nere
100g indivia rossa, tagliata finissima

Marinare il pollo con il succo e la scorza del limone, la salvia tritata, lo spicchio d'aglio.

Grigliare le zucchine, tagliarle a pezzi e metterle da parte.

Saltare il pollo a fuoco alto in padella con tutta la marinatura per 7-8 minuti fino a che sarà pronto.

In una ciotola mescolare le zucchine, i pomodorini, le olive, l'indivia, condire con sale, pepe e olio.

Disporre su un piatto da portata e aggiungere il pollo intiepidito per ultimo.

VALORI NUTRIZIONALI

Calorie: 286kcal Grassi 8g Carboidrati 4g Proteine 0g

POLLO ALLA SENAPE

DOSI: 2 persone • TEMPO DI PREPARAZIONE: 40 minuti

INGREDIENTI

300g petto di pollo, a fette
2 cucchiai senape
2 cucchiai latte scremato
3 foglie salvia, tritata

Accendere il forno a 180°C.

Disporre le fette di pollo in una teglia adatta al forno in un unico strato.

Con un pennello o un cucchiaio distribuire uno strato sottile di senape su tutto il pollo.

Salare, pepare, aggiungere la salvia tritata e il latte.

Cuocere 30 minuti in forno.

Servire con un contorno di questo libro come ad esempio i fagiolini al pesto di basilico.

VALORI NUTRIZIONALI

Calorie: 332; Grassi 14g; Carboidrati 36g; Proteine 34g;

SALMONE ALLA CURCUMA

DOSI: 1 persone • TEMPO DI PREPARAZIONE: 35 minuti

INGREDIENTI

150g filetto di salmone, senza pelle
1 cucchiaino olio extra vergine d'oliva
1 cucchiaino curcuma
2 cucchiai succo di limone
¼ cipolla rossa, tritata
1 spicchio aglio
½ peperoncino
1 gambo di sedano, a cubetti
½ cucchiaino curry
1 pomodoro, a cubetti

Scaldare il forno a 180°C:

Mescolare limone, curcuma, sale e pepe e massaggiarli sul salmone.

Infornarlo per 10-12 minuti.

Nel frattempo scaldare una padella e rosolare aglio, cipolla, zenzero, peperoncino e sedano a fuoco dolce.

Dopo circa 4-5 minuti, aggiungere il curry e il pomodoro a cubetti.

Regolare di sale e pepe e cuocere per altri 5-6 minuti.

Servire il salmone con le verdure.

VALORI NUTRIZIONALI

Calorie: 360 Grassi 8g Carboidrati: 10g Proteine 40g

SALMONE ARROSTO CON VERDURINE IN TEGLIA

DOSI: 2 persone • TEMPO DI PREPARAZIONE: 30 minuti

INGREDIENTI

1 cucchiaio olive nere
2 porri, affettati
100g pomodorini ciliegino
2 patate dolci
2 cucchiaini olio extra vergine d'oliva
1 limone, succo
400g filetto di salmone

Riscaldare il forno a 180°C.

Mescolare le patate dolci a tocchetti e i porri, condire con sale, pepe e un cucchiaino di olio e cuocere per 20 minuti in forno.

Rimuovere la teglia dal forno e aggiungere i pomodorini a metà e mescolare.

Appoggiare sopra alle verdure il salmone, condito con sale e pepe e irrorato con il succo di limone.

Infornare di nuovo 12-13 minuti e servire.

VALORI NUTRIZIONALI

Calorie: 374 Grassi 12g Carboidrati 48g Proteine 17g

SCALOPPINE ALLA MONTANARA

DOSI: 2 persone • TEMPO DI PREPARAZIONE: 25 minuti

INGREDIENTI

300g fettine di vitello
1 cucchiaino di farina integrale
2 cucchiaini olio extra vergine d'oliva
4 scalogni, a rondelle
300g funghi misti, a fette
6 noci, tritate
1 manciata di prezzemolo, tritato

Riscaldare una padella con 1 cucchiaino di olio, soffriggere lo scalogno a fuoco dolce per 2 minuti.

Aggiungere i funghi a fette, sale e pepe, mescolare e cuocere a fuoco medio per 5 minuti.

Nel frattempo scaldare un'altra padella con il restante cucchiaino d'olio e rosolare la carne leggermente infarinata per 3 minuti.

Aggiungere il misto di funghi e scalogno e terminare la cottura per 10-12 minuti, aggiungendo qualche cucchiaio di brodo o acqua nel caso fosse necessario.

Spolverare con le noci tritate e il prezzemolo prima di servire.

VALORI NUTRIZIONALI

Calorie 322 kcal, Grassi 23.7g, Carboidrati 8.1g, Proteine 21.6g

SFORMATO DI CARCIOFI ALLE NOCI

DOSI: 2 persone • TEMPO DI PREPARAZIONE: 40 minuti

INGREDIENTI

300g cuori di carciofo
1 manciata prezzemolo, tritato
8 noci
150g cavolo riccio, affettato fine
100g di formaggio tipo Asiago, grattugiato
2 uova
1 cucchiaino aceto balsamico
2 cucchiaini olio extravergine di oliva

Riscaldare ill forno a 180°C e arrostire le noci in forno fino a che sono fragranti e profumate (circa 5 minuti). Mettere da parte.

Mescolare cuori di carciofo, cavolo riccio, uova, olio, aceto, sale, pepe, formaggio (tenendone da parte un cucchiaio).

Versare il composto in una teglia in silicone, spolverarlo con il cucchiaio di formaggio tenuto da parte e cuocere in forno per 25-28 minuti.

Servire in un piatto fondo, guarnito con prezzemolo e noci croccanti.

VALORI NUTRIZIONALI

Calorie: 252 kcal; Grassi 7g; Carboidrati: 19g; Proteine 23g

SFORMATO DI SPINACI E MELANZANE

DOSI: 2 persone • TEMPO DI PREPARAZIONE: 50 minuti

INGREDIENTI

2 melanzana
1 cipolla rossa
2 cucchiaini olio extravergine di oliva
200g spinaci
2 pomodori
4 uova
4 cucchiai Parmigiano
200ml latte

Riscaldare il forno a 180°C. Tagliare le melanzane, la cipolla e i pomodori a fette.

Mescolarli in una ciotola con l'olio, sale e pepe e grigliarli leggermente.

Far appassire gli spinaci in una padella senza l'aggiunta di altro e lasciarli scolare in un colapasta.

In una teglia piccola alternare le melanzane con la cipolla, il pomodoro e gli spinaci.

Mescolare le uova con 3 cucchiai di parmigiano, sale, pepe e latte e versare il composto nella teglia sopra le verdure.

Spolverare con il restante parmigiano, e cuocere in forno per 30 minuti fino a doratura.

VALORI NUTRIZIONALI

Calorie: 446 kcal Grassi 31.82 g Carboidrati: 30.5 g Proteine 13.95 g

SGOMBRO AL LIME E ZENZERO

DOSI: 2 persone • TEMPO DI PREPARAZIONE: 30 minuti

INGREDIENTI

300g filetti di sgombro, freschi
2 cucchiaini olio extra vergine d'oliva
1cm zenzero, grattugiato
½ cucchiaino di maggiorana
1 peperoncino
1 lime, spremuto
una manciata prezzemolo, tritato

Disporre il filetto di sgombro in una teglia da forno.

In una ciotola mescolare olio, zenzero, maggiorana, sale, pepe, peperoncino e succo di lime e versare il condimento sullo sgombro.

Cuocere in forno per 25 minuti e servire con un contorno a scelta tra quelli di questo libro, come le verdurine grigliate piccanti.

VALORI NUTRIZIONALI

Calorie 251kcal, Grassi 3.7 g, Carboidrati 14 g, Proteine 30g

SPIEDINI ALLA GRECA

DOSI: 2 persone • TEMPO DI PREPARAZIONE: 10 minuti

INGREDIENTI

8 olive denocciolate grandi
8 pomodori datterini
8 quadretti di peperone giallo
8 spicchi di cipolla rossa
8 tocchetti di cetriolo
150g feta, tagliata in 8 cubetti
1 cucchiaino olio extra vergine d'oliva
1 cucchiaino aceto balsamico
Un pizzico di aglio in polvere

Preparare gli spiedini alternando pomodoro, peperone, cipolla rossa, cetriolo, feta, olive nere.

Appoggiare gli spiedini su un piatto da portata.

In una ciotolina mescolare olio, aglio, sale, pepe e aceto balsamico.

Distribuire il condimento sugli spiedini solo un attimo prima di servire.

VALORI NUTRIZIONALI

Calorie: 236kcal Grassi 21g Carboidrati 14g Proteine 7g

STRACCETTI DI VITELLO IN INSALATA

DOSI: 2 persone • TEMPO DI PREPARAZIONE: 20 minuti + marinatura

INGREDIENTI

300g vitello, a strisce
1 spicchio d'aglio, spremuto
½ limone, spremuto
½ cipolla rossa
100g pomodorini
100g lattughino
50g rucola
2 cucchiaini olio extra vergine d'oliva
½ cetriolo
1 cucchiaino aceto balsamico

Marinare la carne per 20 minuti con olio, aglio e succo di limone.

Cuocerla in padella con 1 cucchiaino di olio e metterla da parte a intiepidire.

Nel frattempo preparare l'insalata mescolando in un una ciotola il lattughino, la rucola, i pomodorini, il cetriolo, il restante olio, sale, pepe e aceto.

Disporre l'insalata su un piatto da portata, aggiungere gli straccetti di vitello e servire.

VALORI NUTRIZIONALI

Calorie: 513 Grassi 15g Carboidrati 1g Proteine 47g

STUFATO DI CECI CON PATATE

DOSI: 2 persone • TEMPO DI PREPARAZIONE: 60 minuti

INGREDIENTI

2 patate
2 cucchiaini olio extra vergine d'oliva
2 cipolle rosse, a fette
2 spicchi di aglio
1cm zenzero, grattugiato
Un pizzico di peperoncino in polvere
2 cucchiai cumino
2 cucchiai curcuma
1 lattina di pelati
1 lattina di ceci, scolati
150g cavolo riccio
400ml brodo
1 manciata prezzemolo, tritato

Riscaldare il forno a 200°C.

Bucherellare le patate su tutta la superficie e cuocere in forno per 45 minuti circa, facendo la prova dello stecchino per verificare la cottura e prolungando eventualmente la permanenza in forno.

Mentre le patate sono in cottura, rosolare le cipolle in una padella calda con l'olio a fuoco dolce per 5 minuti.

Aggiungere zenzero, aglio, cumino e curcuma, mescolare e lasciare insaporire 2 minuti.

Aggiungere ceci, pomodori pelati spezzettati con una forchetta, il cavolo riccio e il brodo.

Lasciare sobbollire per 45 minuti, scoperto, in modo che si restringa e si addensi.

Guarnire con il prezzemolo tritato e servire con le patate al forno come contorno.

VALORI NUTRIZIONALI

Calorie: 520 kcal Grassi 8g Carboidrati 51g Proteine 15g

TACCHINO AL LIMONE CON SPINACI E CIPOLLA ROSSA

DOSI: 2 persone • TEMPO DI PREPARAZIONE: 40 minuti

INGREDIENTI

300g petto di tacchino, a cubetti
2 pomodori
1 peperoncino, a fettine
1 cucchiaio capperi
Succo di ½ limone
2 foglie salvia
2 cucchiaini olio extra vergine d'oliva
200g spinaci
½ cipolla rossa, tritata
100g grano saraceno

Marinare i cubetti di tacchino con salvia, limone, peperoncino, un cucchiaino di olio, sale e pepe.

Mettere il grano saraceno a lessare per 25 minuti in acqua bollente salata. Lasciarlo intiepidire.

Preparare la dadolata di pomodoro tagliando i due pomodori a cubetti piccoli. Metterli in una ciotola con sale e pepe, la cipolla rossa, il grano saraceno e i capperi.

Rosolare il tacchino in una padella per 10 minuti fino a che ben dorato.

Metterlo da parte e nella stessa padella far appassire gli spinaci in olio e aglio.

Comporre il piatto finale disponendo il tacchino, la dadolata di pomodoro e grano saraceno e gli spinaci.

VALORI NUTRIZIONALI

Calorie: 342 Grassi 8g Carboidrati: 18g Proteine 33g

TACCHINO SCALOPPATO ALLE ERBE AROMATICHE

DOSI: 2 persone • TEMPO DI PREPARAZIONE: 60 minuti

INGREDIENTI

300g petto di tacchino
3 foglie di salvia
1 rametto di rosmarino
1 rametto di timo
1 manciata di prezzemolo
2 cucchiaini olio extravergine di oliva

Marinare il tacchino con tutte le erbe aromatiche tritate per 30 minuti.

Scaldare una padella e a rosolare la carne a fuoco alto con tutta la marinatura per circa 15 minuti.

Servire con un contorno di questo libro, come ad esempio le patate viola con funghi e cipolle.

VALORI NUTRIZIONALI

Calorie: 320 Grassi 8g Carboidrati: 38g Proteine 6g

TARTARE DI TONNO ALLA MENTA

DOSI: 2 persone • TEMPO DI PREPARAZIONE: 25 minuti

INGREDIENTI

300g filetto di tonno
1 cetriolo
1 cucchiaio di olive denocciolate
100g pomodori pachino
1 cucchiaio capperi
½ gambo di sedano
1 manciata di prezzemolo, tritato
½ cipolla rossa, tritata
2 cucchiaini olio extra vergine d'oliva
1 cucchiaio succo di limone

Tagliare il tonno a cubetti molto piccoli e in una ciotola mescolarlo con il succo di limone, i capperi, il sedano, la cipolla e le olive tritati, i pachino tagliati in quarti, il cetriolo a cubetti molto piccoli, sale, pepe, prezzemolo.

Lasciare insaporire per 20 minuti e servire con un contorno incluso in questo libro, come per esempio l'insalata di germogli.

VALORI NUTRIZIONALI

Calorie: 309 kcal, Grassi 3 g, Carboidrati: 25 g, Proteine 26 g

TOFU CARAMELLATO CON VERDURE MISTE

DOSI: 2 persone • TEMPO DI PREPARAZIONE: 65 minuti

INGREDIENTI

300g tofu
1 cipolla rossa, a rondelle
300g zucchine
1 peperoncino
1 spicchio d'aglio, tritato
1cm zenzero fresco, grattugiato
200g cavolo riccio, a tocchetti
2 cucchiaini semi di sesamo
80g grano saraceno
1 cucchiaino curcuma
2 cucchiaini olio extra vergine d'oliva
½ cucchiaino pasta di miso
1 cucchiaio salsa di soia

Lessare il grano saraceno in acqua bollente salata per 25 minuti. Mettere da parte.

Mescolare salsa di soia, pasta di miso e un cucchiaino di acqua e marinare il tofu a cubetti per 15 minuti. Tagliare le zucchine in diagonale per avere rondelle allungate.

Scaldare una padella con l'olio, il peperoncino, lo zenzero, l'aglio e la cipolla e lasciar soffriggere a fuoco dolce per 3 minuti.

Aggiungere le zucchine e il cavolo riccio. Regolare di sale e pepe e cuocere per 7-8 minuti a fuoco medio alto facendo attenzione a non bruciare le verdure.

A fine cottura aggiungere il grano saraceno. Lasciare insaporire e spegnere il fuoco. In una padella a parte, tostare i semi di sesamo e metterli in un piatto a raffreddare.

Nella stessa padella cuocere il tofu a fuoco vivo con tutta la marinatura e lasciarlo caramellare. Guarnirlo con i semi di sesamo e servirlo con il contorno di verdure.

VALORI NUTRIZIONALI
Calorie: 301 kcal Grassi 4.7 g Carboidrati: 12.38 g Proteine 24.22 g

UOVA IN PURGATORIO ALTERNATIVE

DOSI: 1 persone • TEMPO DI PREPARAZIONE: 20 minuti

INGREDIENTI

2 uova
1 cucchiaino olio extra vergine d'oliva
1 scalogno, affettato fine
1 peperone rosso, a strisce fini
1 spicchio d'aglio, tritato
1 zucchina , a cubetti piccoli
1 cucchiaio concentrato di pomodoro
½ cucchiaino curry
1 pizzico cannella
200g salsa di pomodoro
1 manciata prezzemolo, tritato

Accendere il forno a 180°C.

Riscaldare una padella con l'olio, soffriggere l'aglio e lo scalogno a fuoco dolce per 5 minuti.

Aggiungere i peperoni a strisce sottili e le zucchini a cubetti e cuocere per 3 minuti.

Aggiungere la salsa di pomodoro, il curry, la cannella, il concentrato di pomodoro, sale e pepe e lasciare restringere per circa 8 minuti.

Trasferire le verdure con il sugo in una teglia da forno, aggiungere le uova al di sopra, sale e pepe e cuocere in forno per circa 10 minuti fino a che le uova saranno cotte.

Guarnire con il prezzemolo e servire.

VALORI NUTRIZIONALI

Calorie: 316 kcal Grassi 5.22 g Carboidrati: 13.14 g Proteine 6.97 g

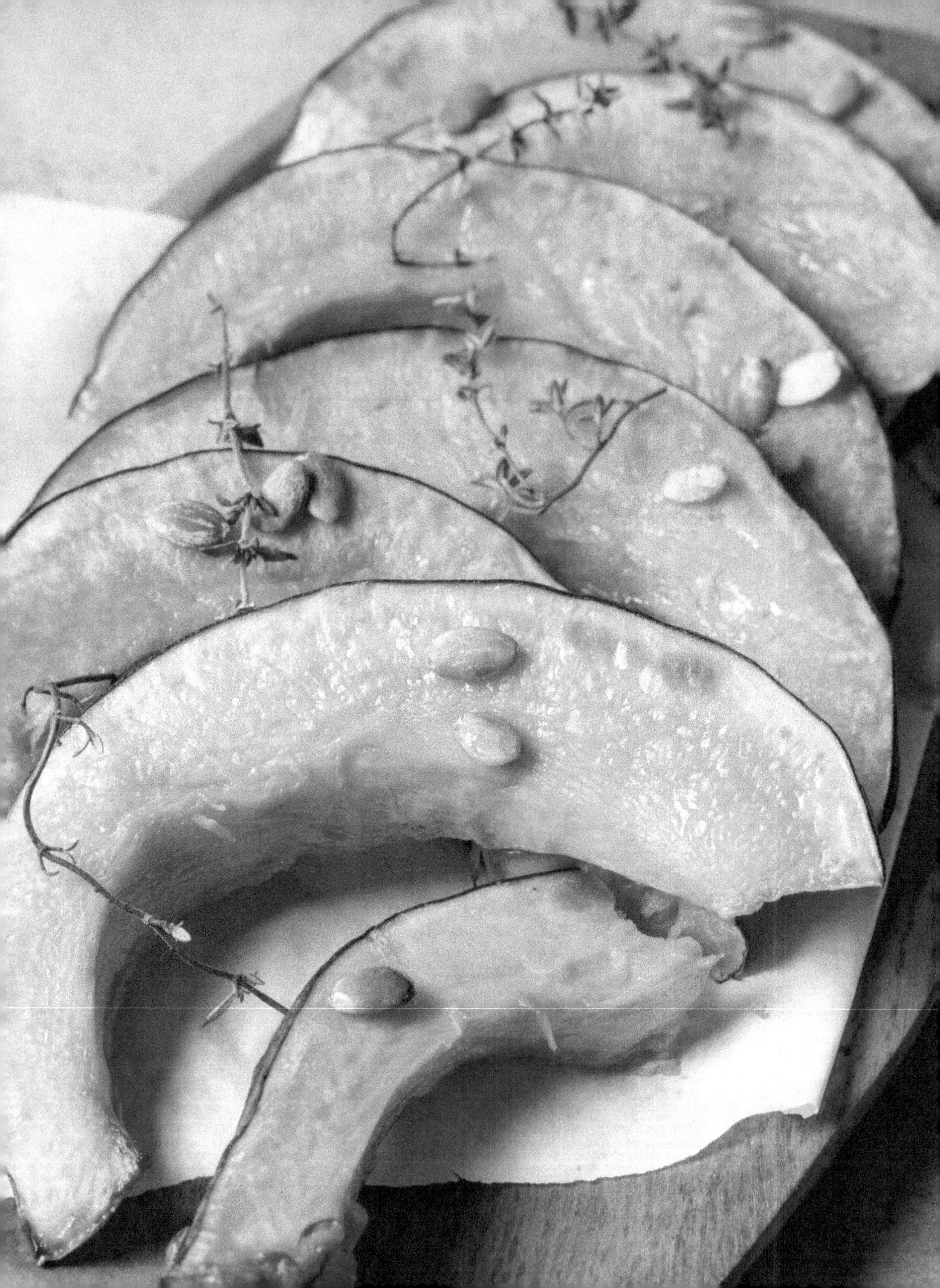

CONTORNI

BARBABIETOLE ARROSTITE

DOSI: 2 persone • TEMPO DI PREPARAZIONE: 40 minuti

INGREDIENTI

3 barbabietole, a tocchetti
2 spicchi d'aglio, tritati
6 noci, tritate
1 cucchiaino olio extravergine di oliva
1 manciata prezzemolo, tritato

Mescolare tutti gli ingredienti in una teglia da forno, aggiungere sale e abbondante pepe e cuocere per 30 minuti in forno a 180°C.

VALORI NUTRIZIONALI
Calorie: 156 kcal, Grassi 11.8 g, Carboidrati: 11.5 g, Proteine 3.8 g

CAVOLO RICCIO IN PADELLA

DOSI: 2 persone • TEMPO DI PREPARAZIONE: 15 minuti

INGREDIENTI

1 cipolla rossa, tritata

3 cucchiai salsa di soia

2 cucchiaini olio extravergine di oliva

400g cavolo riccio, a pezzi

1 cucchiaio succo di lime

2 spicchi d'aglio, tritati

Scaldare una padella con l'olio, soffriggere aglio e cipolla per 2 minuti.

Aggiungere i restanti ingredienti, salare, pepare e cuocere per circa 10-12 minuti

VALORI NUTRIZIONALI
Calorie: 200 kcal, Grassi 7.1 g, Carboidrati: 6.4 g, Proteine 6 g

CAVOLO RICCIO STUFATO CON FUNGHI

DOSI: 2 persone • TEMPO DI PREPARAZIONE: 40 minuti

INGREDIENTI

200g funghi misti, a fette
150g fagiolini, a pezzi
200g cavolo riccio, a pezzi
2 cucchiai capperi
200ml latte
1 cucchiaio di panna

Riscaldare il forno a 180°C.

Mescolare funghi, fagiolini cavolo riccio e capperi in una teglia da forno.

Salare, pepare.

Mescolare la panna con il latte e versarlo sopra le verdure.

Cuocere per 40 minuti fino a che dorato in superficie.

VALORI NUTRIZIONALI
Calorie: 130 Grassi 6g Carboidrati: 14g Proteine 2g

CECI CON CIPOLLA CARAMELLATA E INDIVIA

DOSI: 4 persone • TEMPO DI PREPARAZIONE: 25 minuti

INGREDIENTI

- 2 cespi di indivia rossa
- 4 cucchiaini olio extra vergine d'oliva
- 2 cipolle rosse, affettate
- 1 cucchiaino zucchero di canna
- 4 datteri, tritati
- 400g ceci, scolati

Preparare l'indivia scartando la parte interna più dura e tagliando le foglie a pezzi abbastanza grandi.

Scaldare una padella con l'olio, aggiungere le cipolle e cuocerle 5 minuti fino a che saranno tenere.

Aggiungere lo zucchero e lasciarle caramellare.

Ci vorranno circa 8-10 minuti.

Aggiungere indivia, datteri e ceci, mescolare e lasciare appassire l'indivia per circa 5-7 minuti.

Servire caldo.

VALORI NUTRIZIONALI

Calorie: 288 Grassi 6g Carboidrati 52g Proteine 10g

CAROTE ALLA SALVIA

DOSI: 2 persone • TEMPO DI PREPARAZIONE: 25 minuti

INGREDIENTI

- 4 carote, a fette
- 2 cucchiaini paprika dolce
- 2 cucchiaini olio extravergine di oliva
- 3 foglie di salvia, tritate
- 1 cipolla rossa, a rondelle

Mescolare tutti gli ingredienti in una teglia da forno, aggiungere sale e abbondante pepe e cuocere per 30 minuti in forno a 180°C.

VALORI NUTRIZIONALI

Calorie: 200 kcal, Grassi 8.7 g, Carboidrati: 7.9 g, Proteine 4 g,

FAGIOLINI AL PESTO DI BASILICO

DOSI: 2 persone • TEMPO DI PREPARAZIONE: 25 minuti

INGREDIENTI

300g fagiolini
2 cucchiaini olio extravergine di oliva
Succo di 1 limone
1 manciata di basilico
4 noci
1 scalogno

Scottare i fagiolini in acqua bollente per 5 minuti.

Se disponibile, usare un mortaio per preparare il pesto con basilico, noci, un cucchiaino di olio, un pizzico di sale (altrimenti usare un frullatore).

Scaldare il restante olio in una padella, rosolare lo scalogno per 2 minuti.

Versare i fagiolini, salare, pepare e terminare la cottura. Lasciare intiepidire e condire con il pesto prima di servire.

VALORI NUTRIZIONALI

Calorie: 280 kcal, Grassi 10 g, Carboidrati: 13.9 g, Proteine 4.7 g,

FAGIOLINI CON CECI CROCCANTI

DOSI: 2 persone • TEMPO DI PREPARAZIONE: 40 minuti

INGREDIENTI

200g ceci, scolati
1 manciata di prezzemolo, tritato
200g fagiolini
2 cucchiaini olio extra vergine d'oliva
1 cucchiaino cumino
1 cucchiaio succo di limone

Lessare i fagiolini in acqua bollente per 8 minuti e raffreddare sotto l'acqua fredda.

Scaldare l'olio e il cumino in una padella, versare i ceci, salare, pepare e cuocere a fuoco alto fino a renderli croccanti (ci vorranno circa 10 minuti).

Gli ultimi 2 minuti aggiungere i fagiolini, regolare di sale e pepe.

Aggiungere il succo di limone e servire.

VALORI NUTRIZIONALI

Calorie: 260 Grassi 5g Carboidrati: 27g Proteine 7g

FUNGHI AL TIMO

DOSI: 2 persone • TEMPO DI PREPARAZIONE: 25 minuti

INGREDIENTI

400g funghi misti, a fette
1 rametto di timo
2 cucchiaini olio extra vergine d'oliva
1 manciata prezzemolo, tritato
2 spicchi d'aglio, tritati

Scaldare una padella con l'olio, soffriggere leggermente l'aglio.

Aggiungere i funghi e il timo, sale e pepe e cuocere a fuoco alto per 10 minuti.

Guarnire con il prezzemolo e servire.

VALORI NUTRIZIONALI

Calorie: 101kcal, Grassi 3 g, Carboidrati: 13.2 g, Proteine 4 g

INDIVIA AL ROSMARINO

DOSI: 2 persone • TEMPO DI PREPARAZIONE: 30 minuti

INGREDIENTI

2 cucchiaini olio extra vergine d'oliva
1 cucchiaino di rosmarino, tritato
2 cespi di indivia
½ cucchiaino curcuma

Con un coltellino affilato, togliere il torsolo centrale dell'indivia e poi tagliarla a metà per il lungo.

Disporla con la parte tagliata verso l'alto su una teglia da forno.

Mescolare olio, curcuma, rosmarino, sale e pepe e versare il miscuglio sull'indivia.

Cuocere in forno per circa 20 minuti a 180°C.

VALORI NUTRIZIONALI

Calorie: 66 kcal, Grassi 7.1 g, Carboidrati: 1.2 g, Proteine 0.3 g

INDIVIA ARROSTITA CON BURRO SAPORITO

DOSI: 2 persone • TEMPO DI PREPARAZIONE: 35 minuti

INGREDIENTI

2 cespi di indivia
2 cucchiaini olio extra vergine d'oliva
2 filetti di acciughe
Succo di 1 limone
2 cucchiai capperi
20g burro
1 manciata prezzemolo, tritato

Rimuovere il torsolo all'indivia e tagliare le foglie a tocchetti.

Scaldare il burro in una padella, sciogliere le due acciughe, aggiungere l'indivia, regolare di sale e pepe e rosolare a fuoco alto per 10 minuti.

Aggiungere limone e capperi, proseguire la cottura per altri 2 minuti.

Spolverare con il prezzemolo prima di servire.

VALORI NUTRIZIONALI

Calorie 109 Grassi 6g Carboidrati 4.9 g Proteine 5 g,

INSALATA BRUNOISE

DOSI: 1 persone • TEMPO DI PREPARAZIONE: 10 minuti

INGREDIENTI

1 pomodoro
1 zucchina
½ peperone rosso
½ peperone giallo
½ cipolla rossa
1 manciata prezzemolo, tritato
½ limone, spremuto
2 cucchiaini olio extra vergine d'oliva

Tagliare pomodoro, peperoni, zucchina e cipolla rossa a cubetti molto piccoli (brunoise).
Mescolarli in una ciotola.
Aggiungere il prezzemolo tritato.
Condire con olio, sale, pepe e limone.

VALORI NUTRIZIONALI

Calorie: 84 Carboidrati: 3g Grassi 4g Proteine 0g

INSALATA DI BROCCOLI CON SALSA ALLO YOGURT

DOSI: 1 persone • TEMPO DI PREPARAZIONE: 25 minuti

INGREDIENTI

300g cimette di broccoli
½ cipolla rossa, a rondelle
2 carote, grattugiate
100g uva rossa
3 cucchiai di yogurt greco
1 cucchiaino senape

Lessare i broccoli per 8 minuti e raffreddarli sotto l'acqua corrente per fermare la cottura.

In una ciotola mescolare broccoli, cipolle, carote e uva rossa tagliata a metà.

A parte creare il condimento mescolando yogurt, 1 cucchiaino di acqua, sale, pepe, senape.

Versare il condimento sulle verdure.

Lasciare insaporire 15 minuti prima di servire.

VALORI NUTRIZIONALI

Calorie: 230 Grassi 5g Carboidrati 35g Proteine 7g

INSALATA DI CAVOLINI DI BRUXELLES E MELA

DOSI: 2 persone • TEMPO DI PREPARAZIONE: 10 minuti

INGREDIENTI

300g cavolini di Bruxelles, affettati finemente
6 noci, tritate
1 mela, a cubetti
1 cipolla rossa, tritata
1 cucchiaino aceto di vino rosso
1 cucchiaino senape
2 cucchiaini olio extra vergine d'oliva

In una ciotola mescolare cavolini di Bruxelles, mela, cipolla e noci.

A parte preparare il condimento con aceto, olio, senape, sale e pepe.

Mescolare molto bene e versare sulle verdure.

VALORI NUTRIZIONALI

Calorie 120 kcal, Grassi 2g, Carboidrati 8g, Proteine 6g

INSALATA DI CAVOLO ROSSO E MELA

DOSI: 2 persone • TEMPO DI PREPARAZIONE: 10 minuti

INGREDIENTI

½ cavolo rosso, tagliato fine
1 mela, a cubetti
1 cucchiaio aceto balsamico
2 cucchiaini olio extra vergine d'oliva
1 cucchiaino cumino
2 cucchiaini olio extra vergine d'oliva

In una ciotola unire il cavolo rosso con la mela.

Condire con sale, pepe, olio , cumino e aceto avendo cura di mescolare bene e lasciar riposare 15 minuti prima di servire.

VALORI NUTRIZIONALI

Calorie: 165 kcal, Grassi 7.4 g, Carboidrati: 26 g, Proteine 2.6 g

INSALATA DI GERMOGLI

DOSI: 2 persone • TEMPO DI PREPARAZIONE: 10 minuti

INGREDIENTI

1 pomodoro cuore di bue
100g lattughino
200g germogli a scelta, es. di soia, fagioli, crescione, ecc.
1 cucchiaino aneto
1 avocado
1 spicchio d'aglio
1 cucchiaio succo di limone
1 cetriolo, a pezzetti

Mescolare il pomodoro a tocchetti con il lattughino, il cetriolo e i germogli.

Frullare l'avocado con un cucchiaio di acqua, l'aneto, sale, pepe e aglio.

Condire l'insalata con la salsa di avocado.

VALORI NUTRIZIONALI

Calorie 120 kcal, Grassi 3g, Carboidrati 10g, Proteine 6g

INSALATA DI POMODORI E AVOCADO

DOSI: 2 persone • TEMPO DI PREPARAZIONE: 10 minuti

INGREDIENTI

1 pomodoro cuore di bue
100g pomodori datterini
100g pomodori ciliegini gialli
½ cipolla rossa, a cubetti
1 cucchiaino olio extra vergine d'oliva
½ cucchiaio origano
1 avocado
1 cucchiaino aceto di vino bianco

Tagliare il pomodoro cuore di bue a tocchetti, i datterini e ciliegini gialli a metà.

Unire la cipolla rossa e l'avocado a cubetti condire con olio, origano, aceto, sale e pepe e servire.

VALORI NUTRIZIONALI

Calorie: 65 Grassi 5g Carboidrati 12g Proteine 5g

INSALATA DI PORRO SPEZIATA

DOSI: 2 persone • TEMPO DI PREPARAZIONE: 10 minuti

INGREDIENTI

4 ravanelli, a fette
3 porri, a fette
2 cucchiai olive nere
1 pizzico di curcuma
1 manciata prezzemolo, tritato
2 cucchiaini olio extra vergine d'oliva

In una ciotola mescolare i porri con i ravanelli, le olive nere e il prezzemolo.

Condire con il pizzico di curcuma, olio, sale e pepe.

VALORI NUTRIZIONALI
Calorie 135kcal, Grassi 1g, Carboidrati18g, Proteine 9g

INSALATA DI RUCOLA CON PESCA E NOCI

DOSI: 1 persone • TEMPO DI PREPARAZIONE: 15 minuti

INGREDIENTI

100g rucola
1 pesca
½ cipolla rossa
2 cucchiai mirtilli
5 noci pecan
1 cucchiaino olio extra vergine d'oliva
Qualche goccia aceto di vino bianco
3 foglie di basilico

Dividere a metà la pesca. Unirne metà, a cubetti, con rucola, mirtilli e cipolla rossa a rondelle.

Frullare l'altra metà della pesca con olio, sale, pepe, vino bianco e basilico e usare la salsa ottenuta per condire l'insalata.

Sbriciolare sopra le noci pecan prima di servire.

VALORI NUTRIZIONALI

Calorie: 160 Grassi 7g Carboidrati 25g Proteine 3g

INSALATA DI SEDANO AI MIRTILLI ROSSI

DOSI: 2 persone • TEMPO DI PREPARAZIONE: 10 minuti

INGREDIENTI

2 cucchiai ribes rosso
5 gambi di sedano, a tocchetti
4 noci
2 manciate prezzemolo, tritato
½ limone, spremuto
2 cucchiaini olio extra vergine d'oliva

Mescolare sedano, ribes e prezzemolo in una ciotola.

Condire con sale, pepe, olio e succo di limone.

Aggiungere le noci sbriciolate appena prima di servire.

VALORI NUTRIZIONALI
Calorie 120 kcal, Grassi 3g, Carboidrati 6g, Proteine 5g

INSALATA DI SEDANO ALLA SENAPE

DOSI: 2 persone • TEMPO DI PREPARAZIONE: 10 minuti

INGREDIENTI

½ limone, spremuto
2 cucchiaini senape
2 cucchiaini olio extra vergine d'oliva
2 mele verdi, a cubetti
1 cespo di sedano, a tocchetti

Mettere sedano e mele in una ciotola.

Mescolare olio, limone, senape, sale e pepe e versare il condimento sulla verdura.

Servire subito.

VALORI NUTRIZIONALI
Calorie 125 kcal, Grassi 3g, Carboidrati 7g, Proteine 7g

INSALATINA FRESCA ALL'ARANCIA

DOSI: 2 persone • TEMPO DI PREPARAZIONE: 10 minuti

INGREDIENTI

1 indivia rossa o gialla
½ peperone giallo
½ peperone rosso
10 mandorle, tritate
2 cucchiaini olio extra vergine d'oliva
2 cucchiai succo d'arancia
1 cucchiaino aceto di mele

Tagliare il torsolo dall'invidia e affettare le foglie per il lato lungo, molto fini.

Affettare anche i peperoni e mescolarli all'indivia.

Unire le mandorle tritate e condire con olio, sale, pepe, succo d'arancia e aceto. Servire subito.

VALORI NUTRIZIONALI
Calorie: 150 Grassi 10g Carboidrati 11g Proteine 2g

PATATE VIOLA CON FUNGHI E CIPOLLE

DOSI: 4 persone • TEMPO DI PREPARAZIONE: 35 minuti

INGREDIENTI

450g patate viola
3 cucchiaini olio extra vergine d'oliva
2 cipolle rosse, a spicchi
300g funghi misti, affettati
1 pizzico peperoncino in polvere
1 cucchiaio capperi
1 rametto di dragoncello

Pulire bene le patate sotto l'acqua strofinando la buccia con uno spazzolino per rimuovere lo sporco, tagliarle in spicchi e lessarle in acqua bollente per 5 minuti, scolare e mettere da parte.

Riscaldare 1 cucchiaino di olio in una padella e far rosolare la cipolla e i funghi per 5 minuti.

Aggiustare di sale e pepe.

Mettere da parte e nella stessa padella riscaldare i restanti 2 cucchiaini di olio, versare le patate e farle cuocere a fuoco alto per circa 10 minuti con sale e pepe.

Aggiungere i funghi e le cipolle, il dragoncello, il peperoncino e i capperi.

Lasciare insaporire altri 3 minuti e servire.

VALORI NUTRIZIONALI
Calorie: 215 Grassi 6g Carboidrati: 23g Proteine 3g

PEPERONI ALL'ANETO

DOSI: 2 persone • TEMPO DI PREPARAZIONE: 10 minuti

INGREDIENTI

2 peperoni gialli, a strisce
1 cipolla rossa
1 cucchiaino aneto
2 cucchiaini olio extra vergine d'oliva
½ cucchiaino aceto di vino rosso

In una ciotola mescolare i peperoni tagliati a strisce sottili, la cipolla a rondelle e l'aneto.

Condire con una vinaigrette preparata mescolando olio, aceto, sale e pepe.

Servire subito.

VALORI NUTRIZIONALI

Calorie120 kcal Grassi 3g Carboidrati 2g, Proteine 3g

PILAF DI QUINOA ALLA RUCOLA

DOSI: 4 persone • TEMPO DI PREPARAZIONE: 45 minuti

INGREDIENTI

2 cucchiaini olio extra vergine d'oliva

½ cipolla rossa, tritata
200g quinoa, cruda
1 rametto di timo
400ml brodo vegetale
1 carota, tritata
1 pomodoro, tritato
100g rucola

Scaldare l'olio extravergine di olive in una padella e soffriggere la cipolla e la carota a fuoco medio per 3 minuti.

Aggiungere la quinoa, farla tostare leggermente, aggiungere sale, pepe, il rametto di timo e il brodo.

Far cuocere per 10 minuti, quindi aggiungere il pomodoro e la rucola.

Lasciare appassire per altri 2-3 minuti.

Spegnere il fuoco, lasciar intiepidire 5 minuti e servire.

VALORI NUTRIZIONALI

Calorie: 165 kcal Grassi 4g Carboidrati: 27g Proteine 6g

POMODORO E CETRIOLO IN INSALATA

DOSI: 2 persone • TEMPO DI PREPARAZIONE: 10 minuti

INGREDIENTI

½ cespo di radicchio di Chioggia

2 cucchiaini olio extra vergine d'oliva

1 arancia, a spicchi
1 pomodoro cuore di bue
1 cetriolo
1 cucchiaino capperi
1 cucchiaio olive
½ cipolla rossa, a rondelle

Tagliare il radicchio molto fine.

Pelare a vivo gli spicchi di arancia, tagliarli a metà ed aggiungerli delicatamente al radicchio.

Aggiungere il pomodoro a tocchetti e il cetriolo a fettine sottili, la cipolla a rondelle, i capperi e le olive.

Condire con olio, sale e pepe e servire.

VALORI NUTRIZIONALI

Calorie: 112 Grassi 11g Carboidrati 2g Proteine 0g

RISO AL LIMONE E RUCOLA

DOSI: 4 persone • TEMPO DI PREPARAZIONE: 45 minuti

INGREDIENTI

½ cipolla rossa, tritata
200g funghi freschi, a fette
2 spicchi d'aglio, spremuti

3 cucchiaini olio extra vergine d'oliva

300g riso basmati, già lessato
60g rucola
3 cucchiai succo di limone
1 cucchiaino aneto
50g feta

In una padella soffriggere aglio, cipolla e funghi con l'olio a disposizione per 5 minuti.

Aggiungere il riso, l'aneto, sale e pepe e fare insaporire per altri 5 minuti.

Spegnere il fuoco e unire la feta sbriciolata, il limone e la rucola.

Lasciare riposare qualche minuto prima di servire.

VALORI NUTRIZIONALI

Calorie 290kcal, Grassi 6g, Carboidrati 55g, Proteine 13g

RUCOLA CON MELE E PINOLI IN PADELLA

DOSI: 1 persone • TEMPO DI PREPARAZIONE: 10 minuti

INGREDIENTI

1 cucchiaino olio extra vergine d'oliva
1 spicchio d'aglio, a fettine
2 cucchiai pinoli
1 mela, a cubetti
100g rucola

Scaldare l'olio in una padella, rosolare l'aglio a fettine, i pinoli e la mela con un pizzico di sale.

Cuocere finché l'aglio e la mela saranno dorati.

Spegnere il fuoco, e attendere qualche minuto che si intiepidiscano.

Aggiungere alla rucola, mescolare e servire.

VALORI NUTRIZIONALI

Calorie: 121 Grassi 9g Carboidrati: 8g Proteine 3g

TOPINAMBUR AL GRATIN

DOSI: 2 persone • TEMPO DI PREPARAZIONE: 55 minuti

INGREDIENTI

400g topinambur
200ml latte scremato
2 cucchiai parmigiano
20 grammi burro
½ cucchiaino curcuma
Un pizzico di noce moscata

Lavare accuratamente i topinambur sotto l'acqua e strofinare la buccia per rimuovere le impurità.

Non è necessario pelarli.

Tagliarli a tocchetti di 2 centimetri.

Metterli in una pentola con il latte, il burro, curcuma, noce moscata, sale e pepe. Portare a bollore.

Trasferire in una teglia da forno e cuocere a 180°C per 25 minuti.

Rimuovere dal forno, aggiungere il formaggio grattugiato e rimettere in forno con la funzione grill per gli ultimi 5-8 minuti.

VALORI NUTRIZIONALI

Calorie: 133 Carboidrati: 9.9g Grassi 8.1g Proteine 4.7g

VERDURINE GRIGLIATE PICCANTI

DOSI: 4 persone • TEMPO DI PREPARAZIONE: 50 minuti

INGREDIENTI

- 4 cucchiaini olio extra vergine d'oliva
- 1 pizzico di pepe di cayenna
- 1 cucchiaino salsa Worcestershire
- 1 spicchio d'aglio, spremuto
- 2 zucchine, a fette
- 2 cipolle rosse, a spicchi
- 1 zucca butternut, a fette

Marinare le verdure con olio, pepe di cayenne, sale, pepe e salsa Worcestershire per 30 minuti.

Grigliarle su una piastra molto calda. Servire.

VALORI NUTRIZIONALI

Calorie: 95kcal, Grassi 7g Carboidrati: 8g, Proteine 2g

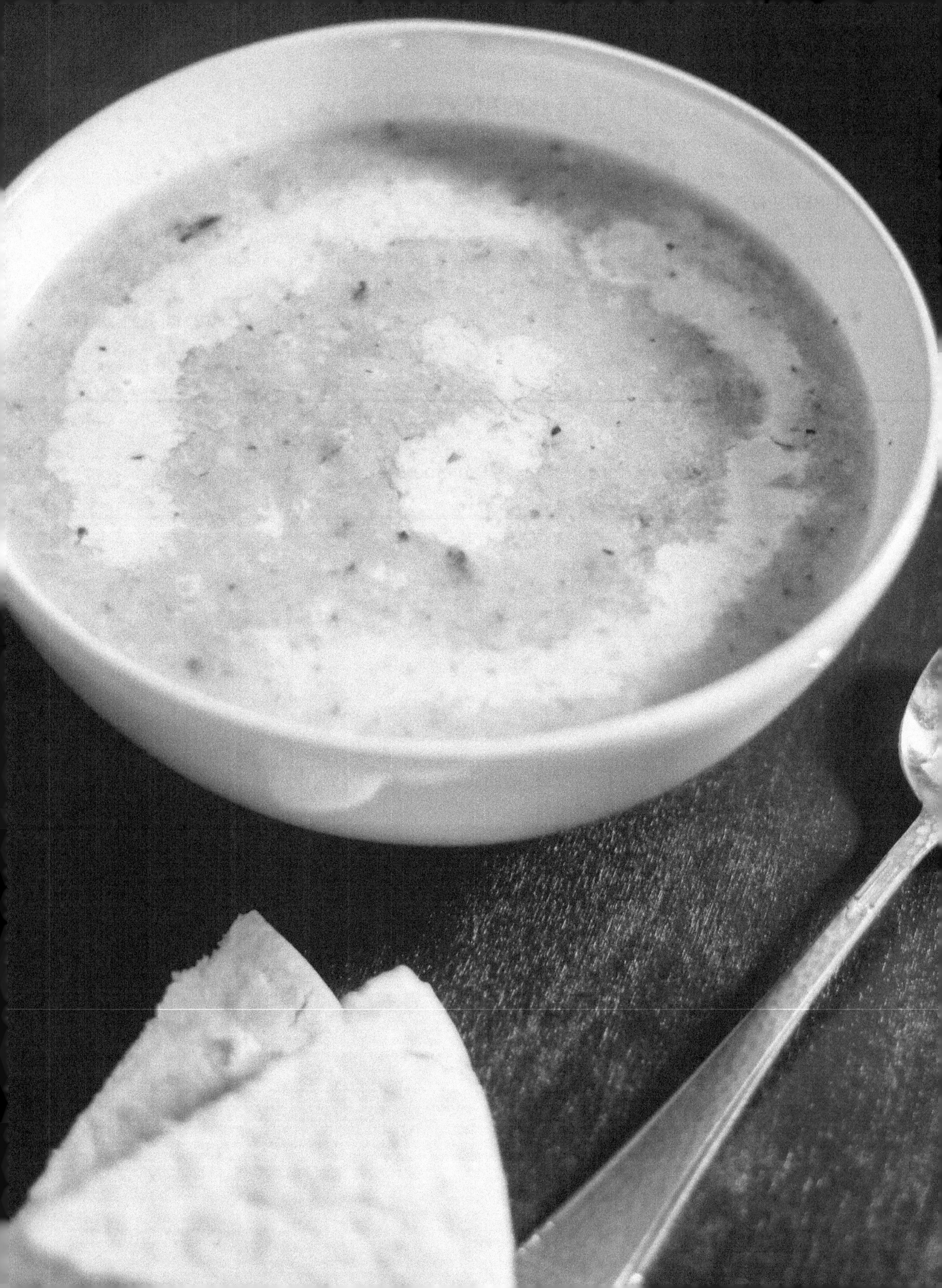

ZUPPE

CREMA DI BROCCOLI E CAVOLO RICCIO

DOSI: 4 persone • TEMPO DI PREPARAZIONE: 40 minuti

INGREDIENTI

300g broccoli
300g cavolo riccio
1 patata piccola, a pezzi
1 cipolla rossa, tritata
800ml brodo
200ml latte scremato
1 cucchiaino olio extra vergine d'oliva

Scaldare l'olio in una pentola dai bordi alti, rosolare la cipolla per 5 minuti.

Aggiungere la patata, i broccoli a cimette e il cavolo riccio e cuocere per 5 minuti.

Aggiungere il brodo e il latte, aggiustare di sale e pepe. Lasciare sobbollire per 20 minuti.

Frullare con un frullatore a immersione fino a ottenere una crema liscia. Servire caldo.

VALORI NUTRIZIONALI

Calorie: 207kcal Grassi 12g Carboidrati 17g Proteine 9g

DAHL DI LENTICCHIE ROSSE

DOSI: 2 persone • TEMPO DI PREPARAZIONE: 25 minuti

INGREDIENTI

2 cucchiaini olio extra vergine d'oliva
1 cucchiaino semi di senape
1 cipolla rossa, tritata
1 spicchio d'aglio
1cm zenzero, grattugiato
1 peperoncino, affettato
1 cucchiaino curry
2 cucchiaini curcuma
600ml brodo vegetale
250g lenticchie rosse, scolate
200g cavolo riccio
1 lattina latte di cocco
80g grano saraceno

Scaldare l'olio in una pentola dai bordi alti.

Aggiungere i semi di senape e quando cominciano a scoppiettare aggiungere la cipolla, l'aglio, lo zenzero e il peperoncino e rosolare per 3 minuti.

Aggiungere curry, curcuma e brodo. Portare a bollore e aggiungere il grano saraceno e il cavolo riccio.

Dopo 15 minuti aggiungere le lenticchie e il latte di cocco. Lasciar restringere altri 10-12 minuti. Servire caldo.

VALORI NUTRIZIONALI

Calorie: 273 kcal Grassi 2.41 g Carboidrati: 24.83 g Proteine 7.67 g

VELLUTATA DI CAVOLFIORE

DOSI: 2 persone • TEMPO DI PREPARAZIONE: 20 minuti

INGREDIENTI

400g cavolfiore
6 noci, tritate
1 cipolla rossa, tritata
500ml brodo vegetale
1 cucchiaio di panna
1 cucchiaino curcuma
1 cucchiaino olio extra vergine d'oliva

Rosolare il cavolfiore e la cipolla nell'olio per 5 minuti.

Aggiungere la curcuma, il brodo, sale e abbondante pepe.

Cuocere per 15 minuti a fuoco medio. Aggiungere la panna.

Frullare con un frullatore ad immersione e lasciar restringere ancora qualche minuto.

Spolverare con le noci tritate e servire.

VALORI NUTRIZIONALI

Calorie: 240kcal Grassi 5g Carboidrati 2g Proteine 3g

VELLUTATA DI CAVOLO RICCIO E FINOCCHIO

DOSI: 2 persone • TEMPO DI PREPARAZIONE: 25 minuti

INGREDIENTI

400g cavolo riccio
1 finocchio, a pezzi
1 mela, a pezzi
1 manciata di prezzemolo, tritato
1 cucchiaino olio extra vergine d'oliva

Saltare il finocchio e il cavolo riccio con l'olio in una pentola dai bordi alti per 5 minuti.

Aggiungere la mela a pezzi, sale, pepe e mezzo litro di acqua bollente.

Lasciar bollire per 15 minuti a fuoco medio.

Frullare con un frullatore ad immersione e lasciar restringere ancora qualche minuto.

Spolverare con prezzemolo tritato e servire.

VALORI NUTRIZIONALI

Calorie: 165kcal Grassi 9g Carboidrati 21g Proteine 3g

VELLUTATA DI LENTICCHIE

DOSI: 4 persone • TEMPO DI PREPARAZIONE: 30 minuti

INGREDIENTI

300g lenticchie, scolate
1 cipolla rossa, tritata
1 spicchio d'aglio, spremuto
1 gambo di sedano, tritato
1 carota, tritata
½ peperoncino
½ cucchiaino cumino
1 cucchiaino curcuma
1 manciata prezzemolo, tritato
500ml brodo vegetale
2 cucchiaini olio extra vergine d'oliva

Rosolare cipolla, aglio, sedano, carota, cumino, curcuma e peperoncino con l'olio per 5 minuti.

Aggiungere il brodo e le lenticchie, salare e lasciar sobbollire per 20 minuti.

Frullare con un frullatore ad immersione e lasciar restringere ancora qualche minuto.

Guarnire con il prezzemolo e abbondante pepe e servire.

VALORI NUTRIZIONALI

Calorie: 196kcal Grassi 4g Carboidrati: 3g Proteine 3.4g

VELLUTATA DI ZUCCA PICCANTE

DOSI: 4 persone • TEMPO DI PREPARAZIONE: 40 minuti

INGREDIENTI

500g zucca butternut, a pezzi
1 cipolla rossa, a pezzi
1 peperoncino
2 spicchi d'aglio, a fette
2 cucchiaini curcuma
1 pizzico cannella
1cm zenzero, grattugiato
500ml brodo vegetale
2 cucchiaini olio extra vergine d'oliva

Rosolare la cipolla, l'aglio, lo zenzero, la curcuma, il peperoncino, la cannella e la zucca in una pentola dai bordi alti per 5 minuti.

Aggiungere il brodo bollente e cuocere a fuoco medio per 20 minuti.

Frullare con un frullatore ad immersione e lasciar restringere ancora qualche minuto.

Servire con abbondante pepe.

VALORI NUTRIZIONALI

Calorie: 298kcal Grassi 9g Carboidrati 24g Proteine 5g

VELLUTATA DI ZUCCHINE ALLA CURCUMA

DOSI: 2 persone • TEMPO DI PREPARAZIONE: 30 minuti

INGREDIENTI

1 cucchiaino olio extra vergine d'oliva
1 cipolla rossa, tritata
1 cucchiaio curry
2 zucchine
1 manciata prezzemolo, tritato
1 pizzico pepe bianco
2 cucchiaini curcuma
½ lime, spremuto
1 lattina di latte di cocco
400ml brodo vegetale

Rosolare la cipolla, la curcuma, il curry e le zucchine in una pentola dai bordi alti per 5 minuti.

Aggiungere il brodo bollente e il latte di cocco e cuocere a fuoco medio per 20 minuti.

Frullare con un frullatore ad immersione e lasciar restringere ancora qualche minuto.

Aggiungere il succo di lime.

Servire con pepe bianco e prezzemolo tritato.

VALORI NUTRIZIONALI

Calorie: 141kcal Grassi 11g Carboidrati: 7g Proteine 4g

ZUPPA DI CAVOLO RICCIO CON FORMAGGIO FILANTE

DOSI: 2 persone • TEMPO DI PREPARAZIONE: 30 minuti

INGREDIENTI

100g formaggio tipo Asiago
1 patata, a pezzi
400g cavolo riccio, spezzettato
500ml brodo vegetale
1 cucchiaio panna
1 pizzico noce moscata

Aggiungere il brodo bollente a una pentola con i bordi alti, salare, aggiungere la patata e cuocere 10 minuti.

Aggiungere il cavolo riccio e cuocere altri 10 minuti.

Aggiungere la panna, la noce moscata e il formaggio grattugiato.

Mescolare velocemente, attendere 2 minuti che il formaggio si sciolga e servire.

VALORI NUTRIZIONALI

Calorie: 174kcal Grassi 8g Carboidrati 16g Proteine 7g

ZUPPA DI CAVOLO RICCIO E FUNGHI

DOSI: 2 persone • TEMPO DI PREPARAZIONE: 35 minuti

INGREDIENTI

400g cavolo riccio, spezzettato
2 spicchi di aglio
1 cipolla rossa, tritata
1 cucchiaino olio extra vergine d'oliva
500ml brodo vegetale
300g funghi misti

In una pentola con l'olio, rosolare aglio, cipolla e cavolo riccio per 5 minuti.

Aggiungere i funghi e cuocere altri 3 minuti.

Aggiungere il brodo, lasciare bollire 25 minuti.

Servire caldo.

VALORI NUTRIZIONALI

Calorie: 124kcal Grassi 2g Carboidrati 17g Proteine 9g

ZUPPA DI POLLO

DOSI: 2 persone • TEMPO DI PREPARAZIONE: 30 minuti

INGREDIENTI

500ml brodo di pollo
200g petto di pollo, lessato e sfilacciato
1 cipolla rossa, tritata
150g cavolo riccio, spezzettato
150g spinaci
100g lenticchie, scolate
1 gambo di sedano, tritato
1 carota, tritata
1 peperoncino
1 cucchiaino olio extra vergine d'oliva

Rosolare sedano, cipolla, carota e peperoncino con l'olio per 5 minuti.

Aggiungere cavolo riccio e spinaci e far appassire 5 minuti.

Aggiungere il brodo e lasciare sobbollire per 15 minuti.

Aggiungere le lenticchie e il pollo regolare di sale e continuare la cottura per 10 minuti.

Servire caldo.

VALORI NUTRIZIONALI

Calorie: 199kcal Grassi 5g Carboidrati: 20g Proteine 18g

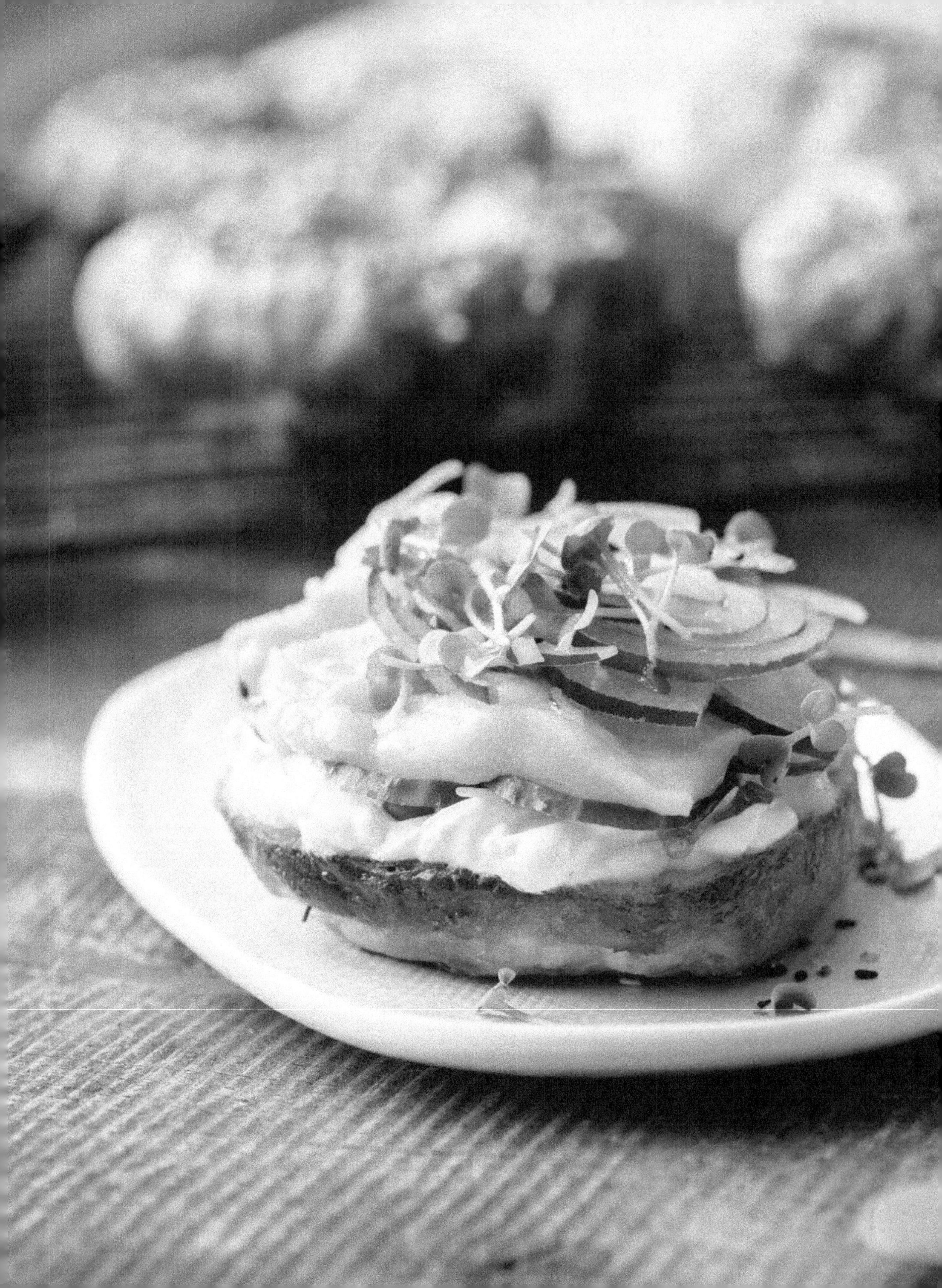

SPUNTINI DOLCI E SALATI

BARRETTE AL CACAO

DOSI: 12 persone • TEMPO DI PREPARAZIONE: 10 minuti + 12 ore

INGREDIENTI

200g gocce di cioccolato extra fondente
300g fiocchi d'avena
100g burro d'arachidi
50g semi di chia
50g mirtilli disidratati
2 cucchiai miele
100ml latte di mandorla, senza zucchero

Frullare metà fiocchi di avena e trasferirli in una ciotola.

Aggiungere i fiocchi restanti, i semi di chia, i mirtilli, il burro d'arachidi, il miele.

Mescolare e per ultimo aggiungere il latte.

Distribuire il composto in una teglia e livellarlo bene.

Mettere la teglia in frigo coperto da pellicola per 12 ore, quindi dividere in 12 pezzi e consumare la porzione necessaria.

Possono essere conservate in frigo per 5gg o in freezer per 3 mesi.

VALORI NUTRIZIONALI

Calorie 198 kcal Grassi 5g, Carboidrati 10g, Proteine 89g

BOCCONCINI CON DATTERI, NOCI E CIOCCOLATO FONDENTE

DOSI: 12 persone • TEMPO DI PREPARAZIONE: 35 minuti

INGREDIENTI

50g noci
50g cioccolato fondente
300g datteri denocciolati
2 cucchiai cacao amaro
1 cucchiaino curcuma
1 cucchiaino olio di cocco
1 cucchiaino vaniglia

Frullare brevemente noci e cioccolato, preferibilmente a impulsi, in modo da sbriciolare gli ingredienti.

Aggiungere i datteri, la curcuma, la vaniglia e l'olio e frullare nuovamente.

Prelevare l'impasto a cucchiai, dare una forma sferica e passarle nel cacao amaro.

Lasciare i bocconcini in frigo per almeno 2 ore prima di consumarli.

Si conservano per 1 settimana in frigo in un contenitore ermetico.

VALORI NUTRIZIONALI

Calorie: 127kcal Grassi 6g Carboidrati: 14g Proteine 4g

CRACKER AI SEMI

DOSI: 20 persone • TEMPO DI PREPARAZIONE: 40/60 minuti

INGREDIENTI

280 ml acqua
100g farina di grano saraceno
100g farina integrale
3 cucchiai semi di canapa
3 cucchiai semi di lino
3 cucchiai semi di zucca
3 cucchiai sesamo bianco
3 cucchiai sesamo nero
1cucchiaio di lievito alimentare in scaglie (opzionale)
½ cucchiaino sale
1 cucchiaino olio extra vergine d'oliva

Mettere in una ciotola le farine, i semi, il sale e il lievito alimentare. Mescolare.

Aggiungere l'olio e l'acqua poco a poco, mescolando bene.

Si formerà un impasto piuttosto appiccicoso, da distribuire uniformemente in una teglia da forno in uno strato di 3/4mm aiutandosi con due strati di carta forno in modo che il mattarello scorra senza problemi.

A seconda della dimensione della teglia, sarà necessario effettuare due o tre infornate.

Incidere l'impasto con una rotella da pizza o un coltello prima di infornare in modo che sia più semplice spezzarli una volta cotti.

Cuocere in forno a 180°C per 20 minuti fino a che dorati. Ripetere fino all'esaurimento dell'impasto.

VALORI NUTRIZIONALI

Calorie: 150kcal Grassi 8g Carboidrati: 15g Proteine 4g

CREMA AL CIOCCOLATO

DOSI: 4 persone • TEMPO DI PREPARAZIONE: 45 minuti

INGREDIENTI

1 avocado
2 cucchiaini olio di cocco
2 cucchiaini miele
2 cucchiaini cacao amaro
½ cucchiaino estratto di vaniglia
1 pizzico di sale
100ml latte di mandorla, senza zucchero
1 cucchiaio bacche di goji

Frullare avocado, olio di cocco, miele, cacao, vaniglia, sale e latte di mandorla fino a ottenere un composto liscio.

Dividere in 4 coppette, decorare con le bacche di goji e lasciare in frigo per 4 ore prima di consumare.

VALORI NUTRIZIONALI

Calorie: 200kcal Grassi 4.3g Carboidrati 25.2g Proteine 12.8g

DESSERT AL CIOCCOLATO E NOCI

DOSI: 2 persone • TEMPO DI PREPARAZIONE: 25 minuti

INGREDIENTI
4 datteri
2 cucchiai cacao amaro
300ml latte scremato
1 cucchiaino agar agar
1 cucchiaino burro d'arachidi
1 pizzico di sale
1 pizzico di cannella
2 noci, tritate

Frullare i datteri con il burro d'arachidi, il cacao, la cannella, il sale e l'agar agar.

Mettere in un pentolino e portare a ebollizione. Cuocere 6 minuti. Suddividere in 2 ciotole e far raffreddare in frigo per 2 ore prima di consumare. Aggiungere le noci spezzettate come guarnizione solo all'ultimo minuto.

VALORI NUTRIZIONALI
Calorie: 232, Grassi: 4.3g, Carboidrati: 15.8g, Proteine: 12.6g

GRANOLA SIRT

DOSI: 12 persone • TEMPO DI PREPARAZIONE: 2 ore

INGREDIENTI

200g fiocchi d'avena
80g fiocchi di grano saraceno
80g noci, tritate
50g mandorle, tritate
50g fragole disidratate
½ cucchiaino cannella
2 cucchiai olio di cocco
2 cucchiai miele

Riscaldare il forno a 160°C.

Foderare una teglia con carta forno. In una ciotola mescolare tutti gli ingredienti e distribuire il composto nella teglia, uniformando con un cucchiaio.

Cuocere per 40 minuti.

Lasciare raffreddare, spezzettare a mano e conservare in un contenitore ermetico.

Usare da sola o in aggiunta a yogurt greco.

VALORI NUTRIZIONALI

Calorie: 178 kcal Grassi 10.9 g Carboidrati: 22 g Proteine 6.7 g

MOUSSE PROTEICA AL CIOCCOLATO FONDENTE

DOSI: 4 persone • TEMPO DI PREPARAZIONE: 10 minuti + 2 ore

INGREDIENTI

280g tofu cremoso
2 cucchiaini miele
2 datteri
200ml latte di soia
2 cucchiai cacao amaro
4 foglie di menta

Frullare il tofu con il miele, i datteri, il latte di soia e il cacao fino a ottenere una crema densa.

Distribuire in 4 tazzine, guarnire con una foglia di menta e refrigerare 2 ore prima del consumo.

VALORI NUTRIZIONALI

Calorie 175kcal Grassi 24 g Carboidrati 18 g Proteine 5 g

MUESLI ALLE FRAGOLE CON YOGURT GRECO

DOSI: 1 persone • TEMPO DI PREPARAZIONE: 15 minuti

INGREDIENTI

40g fiocchi d'avena
30g grano saraceno soffiato
20g cocco rapè
2 datteri, tritati
4 noci, tritate
1cucchiaio gocce di cioccolato fondente
150g fragole, a pezzi piccoli
150g yogurt greco

Mescolare avena, grano saraceno, cocco, datteri, noci e gocce di cioccolato in una ciotola.

In un'altra ciotola, pronta per essere servita, disporre lo yogurt come base, poi le fragole tagliate a pezzi piccoli e infine il muesli.

Consumare subito.

Il muesli può essere preparato in anticipo in diverse porzioni da tenere a portata di mano in un contenitore ermetico.

VALORI NUTRIZIONALI

Calorie: 368 Grassi 16g Carboidrati: 54g Proteine 26g

MINI TARTUFI AL CIOCCOLATO

DOSI: 6 persone • TEMPO DI PREPARAZIONE: 15 minuti

INGREDIENTI

100g burro di mandorle
50g cacao amaro + 1 cucchiaio per ricoprire
100g cocco rapè
3 datteri tritati finemente

Mescolare tutti gli ingredienti in una ciotola.

Far riposare in frigo per mezz'ora.

Prelevare una parte di impasto, dare una forma regolare e passare nel cacao e ripetere fino ad esaurimento dell'impasto stesso.

Riporre su una teglia in frigo per 4 ore prima di consumare.

VALORI NUTRIZIONALI

Calorie: 240 Carboidrati: 21g Grassi 15g Proteine 4g

PATATINE DI CAVOLO RICCIO AL ROSMARINO

DOSI: 3 persone • TEMPO DI PREPARAZIONE: 25 minuti

INGREDIENTI

600g cavolo riccio, solo foglie senza gambi

1 rametto di rosmarino

2 spicchi d'aglio

2 cucchiai olio extra vergine d'oliva

Riscaldare a fuoco dolce l'olio di oliva, aggiungere il rosmarino e gli spicchi di aglio in camicia e lasciare insaporire qualche minuto.

Spegnere il fuoco, rimuovere rosmarino e aglio e lasciare intiepidire.

Nel frattempo riscaldare il forno a 190°C ventilato.

Spezzettare le foglie di cavolo riccio in una ciotola capiente, aggiungere un pizzico di sale, pepe e l'olio profumato con rosmarino e aglio.

Mescolare bene e disporre il cavolo su due teglie da forno in modo tale che le foglie siano in un solo strato e non sovrapposte.

Cuocere per circa 8-10 controllando costantemente dopo i primi 5 minuti di cottura per non farle bruciare.

Una volta raffreddate si conservano fino a 3 giorni in un contenitore ermetico.

VALORI NUTRIZIONALI

Calorie: 187kcal Grassi 13g Carboidrati: 14g Proteine 6g

QUINOA DOLCE ALLA CANNELLA

DOSI: 4 persone • TEMPO DI PREPARAZIONE: 15 minuti

INGREDIENTI

8 noci, spezzettate
150g quinoa
300g acqua
2 cucchiaini miele
1 stecca di cannella

Lavare bene la quinoa sotto l'acqua corrente e lessarla per 12 minuti in acqua bollente con l'aggiunta della stecca di cannella.

Scolare bene, aggiungere il miele e le noci e servire subito.

VALORI NUTRIZIONALI

Calorie: 160, Grassi 3 g, Carboidrati: 28 g, Proteine 6 g

SBRICIOLATA DI TOFU ALLA MEDITERRANEA

DOSI: 2 persone • TEMPO DI PREPARAZIONE: 20 minuti

INGREDIENTI

1 cucchiaino olio extravergine d'oliva
½ cipolla rossa, tritata
½ zucchina, affettata
200g spinaci baby
100g pomodori datterini
3 pomodori secchi, tritati grossolanamente
120g tofu sbriciolato

Scaldare una padella con l'olio e rosolare la cipolla a fuoco vivace.

Aggiungere le zucchine e i pomodorini, regolare di sale e pepe e continuare la cottura per 5 minuti.

Aggiungere gli spinaci, i pomodori secchi e il tofu.

Lasciare insaporire per altri 5 minuti. Servire caldo.

VALORI NUTRIZIONALI
Calorie: 180, Grassi: 3.5g, Carboidrati: 9.8g, Proteine: 12.1g

SFOGLIE DI MELA ALLA CANNELLA

DOSI: 4 persone • TEMPO DI PREPARAZIONE: 130 minuti

INGREDIENTI

2 cucchiaini cannella
2 mele, affettate finemente
Olio spray

Accendere il forno a 160°C.

Disporre le fettine di mela su una teglia con carta forno, spruzzarle leggermente con olio spray e spolverare la cannella.

Cuocere a 150°C per 2 ore circa fino a che asciutte e croccanti.

VALORI NUTRIZIONALI

Calorie 80kcal, Grassi 0.5g, Carboidrati 7g, Proteine 4g

SMOOTHIE AL MANGO

DOSI: 1 persona • TEMPO DI PREPARAZIONE: 5 minuti

INGREDIENTI

100g cavolo riccio
½ mango
½ banana
1 cucchiaino semi di chia
100ml latte di cocco senza zucchero
100ml acqua

Mettere tutti gli ingredienti in un frullatore e frullare per 1 minuto fino a ottenere una consistenza liscia e spumosa.

Servire subito.

VALORI NUTRIZIONALI

Calorie 156kcal, Grassi 4.5 g, Carboidrati 20.5 g, Proteine 3.2 g

SMOOTHIE ALL'AVOCADO

DOSI: 1 persona • TEMPO DI PREPARAZIONE: 5 minuti

INGREDIENTI
  ½ avocado
  ½ banana
  100g cavolo riccio
  1cucchiaino semi di lino
  200ml latte di mandorla
  3-4 cubetti di ghiaccio (facoltativo)

Frullare tutti gli ingredienti e servire immediatamente.

VALORI NUTRIZIONALI
Calorie: 160, Grassi: 4.1g, Carboidrati: 15.8g, Proteine: 1.6g

SMOOTHIE MELA E CANNELLA

DOSI: 2 persone • TEMPO DI PREPARAZIONE: 5 minuti

INGREDIENTI
  2 mele
  4 datteri
  ½ cucchiaino estratto di vaniglia
  300ml latte di avena, senza zucchero
  ½ cucchiaino cannella
  3-4 cubetti di ghiaccio (opzionale)

Frullare tutti gli ingredienti, dividere in due bicchieri e servire immediatamente.

VALORI NUTRIZIONALI
Calorie: 183, Grassi: 5.1g, Carboidrati: 12.6g, Proteine: 4.6g

SMOOTHIE ROSA

DOSI: 2 persone • TEMPO DI PREPARAZIONE: 5 minuti

INGREDIENTI
  250g fragole, meglio se congelate
  ½ barbabietola, cruda
  1cm zenzero, pelato
  ½ cucchiaino curcuma
  200ml succo d'arancia
  50ml acqua

Frullare tutti gli ingredienti, dividere in due bicchieri e servire immediatamente.

VALORI NUTRIZIONALI
Calorie: 130, Grassi: 0.2g, Carboidrati: 15.5g, Proteine: 1.6g

SMOOTHIE VERDE

DOSI: 1 persona • TEMPO DI PREPARAZIONE: 5 minuti

INGREDIENTI
  200g spinaci
  ½ pera
  ½ banana
  ½ zucchina
  200ml latte di mandorla, senza zucchero

Frullare tutti gli ingredienti e servire immediatamente.

VALORI NUTRIZIONALI
Calorie: 123, Grassi: 0.9g, Carboidrati: 17.8g, Proteine: 1.4g

SPIEDINI DI FRUTTA CON SALSA DI FRAGOLE

DOSI: 6 persone • TEMPO DI PREPARAZIONE: 15 minuti

INGREDIENTI

300g uva rossa
500g di ananas a cubetti di medie dimensioni
500g fragole

Frullare metà delle fragole fino a ottenere una salsa liscia e trasferirla in una ciotola.

Preparare gli spiedini con la restante frutta e servirli con la salsa di fragole.

VALORI NUTRIZIONALI

Calorie: 131kcal Grassi 1g Carboidrati 30g Proteine 2g

PALLINE AL BURRO D'ARACHIDI

DOSI: 4 persone • TEMPO DI PREPARAZIONE: 30 minuti + 2ore

INGREDIENTI

5 cucchiai burro d'arachidi
1 cucchiaio olio di cocco
1 cucchiaio miele
1 punta di estratto di vaniglia
120g farina di mandorle
1 pizzico di sale
60g cioccolato fondente
20g burro

Mescolare burro d'arachidi, olio di cocco, miele, vaniglia, sale, farina di mandorle fino a formare un impasto. Se necessario aggiungere ancora poca farina di mandorle.

Creare piccole sfere e lasciarle raffreddare in frigorifero per un'ora (l'impasto sarà sufficiente per circa 12 pezzi).

Fondere il cioccolato con il burro a bagnomaria, aggiungere un pizzico di sale e ricoprire i tartufi uno a uno.

Rimettere in frigo per un'altra ora prima di consumare.

VALORI NUTRIZIONALI

Calorie: 194 Grassi 8g Carboidrati 13.1g Proteine 4g

TARTUFI CIOCCOLATO E NOCI

DOSI: 8 persone • TEMPO DI PREPARAZIONE: 15 minuti + 4 ore

INGREDIENTI

80g cocco rapè
16 noci
16 nocciole
4 datteri
2 cucchiai cacao amaro
½ cucchiaino olio di cocco

Mettere tutti gli ingredienti in un frullatore e frullare sino a raggiungere una consistenza liscia. Formare delle palline e metterle in frigo in un contenitore ermetico coperto di carta forno per 4 ore prima di consumare.

VALORI NUTRIZIONALI

Calorie: 91kcal Grassi 3g Carboidrati 4g Proteine 1g

YOGURT GELATO ALLA FRAGOLA

DOSI: 2 persone • TEMPO DI PREPARAZIONE: 10 minuti + 3 ore

INGREDIENTI

400g di yogurt greco
400g fragole
Succo di 1 arancia
1 cucchiaino miele

Frullare fragole e succo d'arancia fino ad ottenere una purea liscia.

Filtrare attraverso un colino per rimuovere i semi.

Aggiungere il miele e lo yogurt e mescolare bene.

Se disponibile, versare il composto in una gelatiera e seguire le istruzioni.

Altrimenti trasferirlo nel congelatore per 1 ora.

Rimuoverlo, mescolarlo velocemente con un cucchiaio e rimetterlo in freezer per altre 2 ore.

VALORI NUTRIZIONALI

Calorie: 155 kcal Grassi 0.6g Carboidrati 15g Proteine 14g

Se hai apprezzato questo libro, ti sarei grata se spendessi un minuto del tuo tempo per lasciare una recensione sul sito da cui l'hai acquistato. Questo aiuterà il mio lavoro e la creazione di contenuti sempre nuovi dedicati alla Dieta Sirt.

Grazie!

Giovanna